COMMENT GUÉRIR ?
BIBLIOTHÈQUE DES PRATICIENS
Publiée sous la direction du D' Ch. Fiessinger

VINGT RÉGIMES

ALIMENTAIRES

en Clientèle

par Ch. Fiessinger

Membre Correspondant de l'Académie de Médecine.

ÉDITIONS MÉDICALES N. MALOINE
27 — RUE DE L'ÉCOLE-DE-MÉDECINE — 27
PARIS, 1931

VINGT RÉGIMES
ALIMENTAIRES
EN CLIENTÈLE

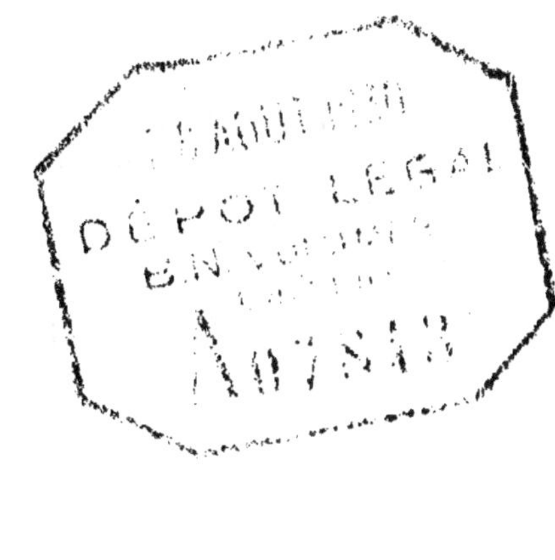

COMMENT GUÉRIR ?
BIBLIOTHÈQUE DES PRATICIENS
Publiée sous la direction du Dr Ch. FIESSINGER

VINGT RÉGIMES ALIMENTAIRES EN CLIENTÈLE

PAR

Ch. FIESSINGER

Membre correspondant de l'Académie de Médecine
Rédacteur en chef
du *Journal des Praticiens*

CINQUIÈME ÉDITION, REVUE ET AUGMENTÉE

ÉDITIONS MÉDICALES NORBERT MALOINE
27, RUE DE L'ÉCOLE-DE-MÉDECINE, 27
PARIS, 1930

PRÉFACE

A côté de la thérapeutique en *vingt médicaments*, nous avons cru devoir écrire: la diététique *en vingt régimes alimentaires*, dix régimes généraux, dix régimes spéciaux.

Le livre est concis, car le temps du praticien est précieux. Il faut tout dire en peu de mots et couler sa pensée dans le moule d'une phrase dont tous les termes ont leur signification.

Ce volume est le premier d'une série éditée par MM. A Maloine et fils. Le même esprit inspirera chaque ouvrage : dire le nécessaire, éliminer tout ce qui n'est pas indispensable, laisser la seule place aux procédés de guérison qui ont fait leur preuves et cela dans un format léger dont la substance nourrit sans alourdir.

Le public médical veut bien honorer notre effort d'une adhésion fidèle. Nous tenons à lui en exprimer notre gratitude bien vive. Le regretté Huchard nous a appris à parler au praticien.

Si ce livre a le succès des précédents, c'est à lui qu'en remontera le mérite.

Cн. Fiessinger.

Décembre 1912.

PRÉFACE

DE LA DEUXIÈME ÉDITION

Les grandes lignes de la tyérapeutique progressent peu ; c'est le nombre des médicaments qui augmente. — Parce qu'ils sont efficaces les régimes ne sont pas sujets aux même fluctuations que les médicaments. Une fois établis, ils s'imposent à titre de vérités stables. C'est pourquoi cette deuxième édition — tout en rectifiant certaines données, en éclaircissant d'autres notions que les progrès de la science ont rendues moins obscures — reste en définitive ce qu'elle était à son origine : le livre de ceux qui veulent tout de suite et sans informations préalables savoir ce qu'ils doivent consommer d'aliments et de boissons pour se bien porter d'abord et guérir quand ils sont malades.

Ch. Fiessinger.

Février 1917.

PRÉFACE

DE LA TROISIÈME ÉDITION

Les régimes ont quelque chose de définitif qui les assujettit avec moins de caprices que les remèdes au courant de la mode. Cette troisième édition remaniée en quelques détails, surtout dans le chapitre consacré aux vitamines nous permettra en maintenant cet ouvrage au courant de toutes les notions utiles, de renouveler au corps médical l'expression de notre profonde gratitude.

CH. FIESSINGER.

Janvier 1927.

PRÉFACE

DE LA QUATRIÈME ÉDITION

De nouvelles notions sur les vitamines et le régime alimentaire des diabétiques traités par l'insuline, des hépatiques ont été incorporées à cette quatrième édition. De-ci, de-là, des modifications moins importantes. Les grandes lignes n'ont pas varié. La diététique alimentaire est une science de synthése. Elle s'adresse aux troubles profonds de l'organisme qu'elle embrasse dans une vue d'ensemble, redressant dans la rectitude voulue le mécanisme des fonctions fléchissantes. A l'opposé des médicaments qui visent un symptôme et plus rarement atteignent la cause morbide, l'hygiène alimentaire s'inscrit comme le compagnon fidèle de la nutrition elles-même. C'est elle qui maintient l'équilibre et assure la santé.

Dans la correction des pages qui composent cette quatrième édition, la constante confiance de nos lecteurs nous a été d'un grand réconfort. Nous leur en exprimons notre bien sympathique reconnaissance.

CH. FIESSINGER.

Octobre 1926.

PRÉFACE

DE LA CINQUIÈME ÉDITION

Le succès s'affirme plus rapide que les modifications de régime. Certaines pages ont été corrigées, remaniées. Telle celles sur le vin, le régime carné (méthode de Wipple, etc.). L'ensemble demeure définitif dans les conceptions de synthèse large — conséquemment moins sujettes à déformation, parce que de vérification journalière — ce qui est acquis varie moins que ce qui nous est apporté et recommandé chaque jour sous couleur de progrès et d'efficacité.

CH. FIESSINGER.

Février 1930.

DIX RÉGIMES GÉNÉRAUX

VINGT RÉGIMES ALIMENTAIRES

I

LE RÉGIME HYDRIQUE

Le régime hydrique voit chaque jour ses indications s'étendre et affirmer son efficacité. Il se suffit à lui-même et point n'est besoin de renforcer son action par le secours d'un purgatif, MM. Guelpa a jadis été l'initiateur de cette méthode.

Pourquoi adjoindre, comme il le faisait, une purgation énergique répétée deux à quatre jours de suite ? soit une 1/2 bouteille d'eau de Rubinat, soit 40 grammes d'huile de ricin ? Point n'est besoin d'une agression thérapeutique aussi brutale. L'eau suffit à elle seule ; elle n'a que faire du concours que lui apporte une purgation maintes fois intempestive. On se souvient que jadis, dans les maladies du cœur, on recommandait, pour favoriser l'action de la digitale, la prescription d'un purgatif préalable. Depuis l'institution du régime hydrique de réduction, la purgation est devenue inutile. De même, pour la plupart des autres maladies.

Rien de simple comme la technique : de quelques gorgées à 1 litre 1/2 d'eau dans les vingt-quatre heures. Dans le diabète et les maladies fébriles, ce dernier chiffre est dépassé. Il remplit tous ses effets à l'état normal. Souvenons-nous que la pléthore des liquides ne favorise pas forcément l'élimination des déchets nutritifs. La surabondance des boissons n'active pas plus la désassimilation que le surabondance des aliments n'accroît l'assimilation. Nombre de buveurs d'eau restent gras comme nombre de gros mangeurs restent maigres.

Nous savons que 1.300 grammes de liquide sont nécessaire à l'excrétion azotée. Mettons 1.500 grammes comme moyenne, et nous aurons fixé les chiffres dont s'accommode le mieux l'organisme. A doses plus élevées, une imbibition des tissus peut se produire qui gêne le bon ordre des mutations nutritives.

On donne quelques gorgées de liquide ou un verre à bordeaux, soit 100 grammes toutes les heures. L'eau pure ou très peu minéralisée (Evian, Alet) est celle qui convient le mieux. Le malade garde le lit. Il continue de deux à sept jours. Aucun inconvénient à prolonger la cure toute une semaine. Cette durée est le plus souvent inutile, mais les malades n'en sont point incommodés. Ils maigrissent, et c'est tout. L'amaigrissement, qui est en moyenne de 3 kilos par semaine, peut de beaucoup dépasser ce chiffre quand il existait des rétentions hydriques dans l'organisme. Dans les maladies cardiorénales, le soulagement est immédiat et la perte de poids peut atteindre, grâce aux débâcles urinaires, un chiffre de 8 à 10 kilos dans la semaine.

Le résultat de cette diététique est de provoquer de grosses décharges urinaires, chlorurées surtout. L'élimination de l'urée se produit beaucoup plus vite et ne dure pas autant. En même temps la tension artérielle baisse. A ce propos, il convient de se rappeler qu'il existe deux sortes d'hypertension artérielle : la permanente et la passagère. *L'hypertension permanente* est le plus souvent liée à une sclérose des reins ou des vaisseaux. Le régime hydrique la baisse relativement peu.

Seulement à cette hypertension permanente se superpose souvent une *crise hypertensive* transitoire, et celle-ci peut se dissiper complètement du fait du régime hydrique ; les crises hypertensives se rencontrent chez des malades aussi bien que chez des sujets bien portants. Elles sont en effet de l'excitation nerveuse du sujet, non une cause des accidents qu'il présente. Les états morbides où ces crises paraissent, sont des plus variés. Ce sont des paroxysmes douloureux : crises gastriques des tabétiques, coliques saturnines, encéphalopathie saturnine sans lésion rénale ni surrénale... Ce n'est point l'hypertension qui produit la douleur, puisque, en particulier chez les tabétiques, des élévations de tension très considérables peuvent se produire en dehors de tout malaise. D'autres fois, il s'agit de maladies nerveuses sans hypertension préalable et où celle-ci se produit d'une façon transitoire (éclampsie puerpérale, migraine ophtalmique, épilepsie, maladie de Basedow).

D'autres fois, ce sont des sujets faisant une hémorragie (hémoptysies des tuberculeux, hémorragies intestinales de la fièvre typhoïde (Huchard et Amblard).

D'autres fois encore, il s'agit de sujets en réalité sains, mais venant de passer par une impression physique ou morale vive. Qu'un sujet nerveux ou âgé d'une cinquantaine d'années consulte un médecin, ce dernier, s'il trouve une tension de 20 à 22 maxima, 11 minima (maxima au Pachon) ne doit pas du coup conclure à un phénomène pathologique durable. L'émotion, un écart de régime, un repos abondant, un refroidissement, une marche prolongée à pied, une nuit d'insomnie ou passée en chemin de fer, élèvent fréquemment la tension. Si la tension n'a pas déjà baissé au bout de vingt minutes, le médecin demandera à son malade de revenir le lendemain et avant le repas. Souvent il constatera un chiffre normal (15 ou 16 maxima et 10 minima au lieu de 20 maxima et 11 minima et au-dessus la veille). Dans la plupart de ces formes, le régime hydrique n'est point nécessaire. Le traitement visera la cause de la crise et différera suivant les cas.

Le régime hydrique ne fait pas qu'assurer la diurèse et baisser la tension artérielle. Il réduit les fermentations intestinales, soustrait les microbes à un milieu de culture favorable. De plus il accorde à la fois du repos aux organes et, suite du balayage qu'il effectue, rétablit l'ordre dans les mutations nutritives troublées du fait de cet encombrement par les déchets.

Ces actions diverses règlent les indications de la méthode. Affections du tube digestif, infections générales, maladies du cœur, des vaisseaux et des reins, maladies du poumon, du système nerveux, maladies de nutrition, maladies oculaires, tels sont les cadres morbides où le praticien inscrira avec avantage l'ordonnance de la cure. C'est dire qu'il n'est guère de terrain pathologique qui ne se trouve influencé favorablement par la pratique de la méthode.

1° *Affections du tube digestif.* — Dans les *dyspepsies*, la sévérité du régime hydrique ne trouve guère jour. Les malades boivent de l'eau, mais ils se nourrisent à côté.

Par contre, dans l'*ulcère de l'estomac*, quand le malade vient de rendre une quantité considérable de sang, il est indiqué de supprimer complètement le travail fonctionnel de l'estomac. On ne permettra qu'un peu d'eau à l'intérieur et non pas les 1.500 grammes dont nous parlions tout à l'heure : l'eau sera tolérée par cuillerées : une cuillerée à café, par exemple, toutes les demi-heures ou une petite pilule de glace, la quantité de liquide nécessaire à l'hydratation étant fournie par l'emploi des lavements d'eau bouillie tièdes (200 à 250 grammes), ou du goutte à goutte rectal et la pratique des injections hypodermiques de sérum glycosé (48 °/₀₀₀) : 150 grammes une à deux fois par jour. Pendant huit à dix jours, le régime hydrique sera maintenu dans sa rigueur. Le repos au lit, les applications de glace sur l'estomac complètent la médication qui sera également employée dans les diverses sortes d'*hémorragies gastriques ou gastro-intestinales.*

Il est une maladie de l'intestin où le régime hydrique est tout aussi indispensable. Chacun a nommé l'*appendicite*. Diète absolue pendant un ou deux jours ; puis 100 à 200 grammes d'eau par cuillerées dans les vingt-quatre heures ; fragments de glace en cas de vomissements. Pendant les six à sept jours suivants, le malade ne boira toujours que de l'eau ou des infusions (mélisse, tilleul, oranger) : 1 litre de liquide à 1.200 grammes par vingt-quatre heures à moins que la fièvre soit élevée. Si la température est haute, le malade boira à sa soif, par petites gorgées. Les boissons seront froides, ou glacées, si des nausées tendent à se produire. Au bout de six jours, bouillon de légumes, quelques cuillerées de vin vieux dans l'eau. Dès le début, glace sur le ventre, et si les douleurs sont vives, injections de 3 ou 4 milligrammes de morphine deux à trois fois dans le jour. Après l'opération, le malade restera soumis à la diète absolue douze heures, puis ingérera quelques cuillerées d'eau pendant vingt-quatre à quarante-huit heures, comme dans l'ulcère saignant de l'estomac. L'appendicite devenant de plus en plus une maladie qui réclame une intervention d'urgence, toutes ces précautions de régime trouveront de plus en plus moins l'occasion d'être appliquées.

Dans les *infections gastro-intestinales*, le régime hydrique est également entré dans la pratique journalière ; contre les *vomissements* des gastropathies, ingestion d'un peu de glace ou eau pure glacée. De même, régime hydrique par cueillerées comme dans l'appendicite, après une abstinence complète de quelques heures (douze à vingt-quatre heures), dans les *vomissements acétonémiques* de l'enfance. Les *vomissements incoercibles de la grossesse* ne cèdent parfois qu'à cette médication poursuivie quelques jours. Dans l'*embarras gastrique*, les *diarrhées de l'adulte*, ne donner que des boissons aqueuses est la première des règles. Eau, décoctions d'orge, de riz, tisanes de tilleul, de camomille, les praticiens manient également les unes et les autres. Pas de médication astringente, surtout dans les premiers jours. La diarrhée est une réaction défensive : elle élimine les substances toxiques. Ne l'arrêtons pas sans avoir tari la source des poisons générateurs. Le régime hydrique les réduit en arrêtant les fermentations intestinales. C'est dans l'enfance surtout que la vie du sujet est attachée à une prescription de cet ordre.

L'eau sera bouillie ou faiblement alcaline (Evian, Vals, Soultzmatt). Elle sera tiède, si l'enfant est algide, froide ou glacée en cas de vomissements. La dépression se verra opposer de l'eau champanisée, du thé léger, de faibles doses d'alcool (une cuillerée à café de rhum par jour ou par année d'âge). 600 à 800 grammes d'eau seront administrés, aux enfants de cinq à six mois ; 1 litre à 1 an, par doses de 50 grammes toutes les demi-heures, ou 100 grammes toutes les heures. Mais ces quantités au début sont trop considérables. Commençons par une cueillerée à dessert toutes les quinze ou vingt minutes, afin de ne pas provoquer de vomissements ; nous augmenterons ensuite peu à peu. En général, les effets du traitement ne tardent pas : la fièvre baisse, les vomissements cèdent, la diarrhée s'atténue ; les urines reparaissent. Dès que le mieux se produit, il faut reprendre l'alimentation par du bouillon de légumes, du babeurre et ensuite du lait par petites quantités. Douze, vingt-quatre, quarante-huit heures au plus limitent la durée de la cure. Surtout chez les hydrique jeunes enfants, il convient de ne pas la prolonger trop longtemps.

2° *Infections générales.* — Les anciens sur ce chapitre nous ont légué le bon exemple. Le premier jour les adeptes de l'école métho-

distes (iie siècle) n'autorisaient que de l'eau chaude ; les tisanes d'orge
et de riz étaient tolérées les jours suivants.

Dans les infections bénignes : *angines, grippes*, il nous a semblé
que le fait de n'ordonner que de l'eau avait le pouvoir de réduire
la durée du mal : 1 litre 1/2 à 2 litres 1/2 de liquide au gré du mouvement fébrile. Les vingt-quatre ou quarante-huit premières heures,
pas d'aliment liquide, lait ou bouillon. Surtout pas d'antipyrétiques
médicamenteux, — aspirine ou autres — qui en faisant baisser la
température, passagèrement sans atteindre la cause du mal, risquent
de prolonger la durée de celui-ci, même de l'aggraver. Même conduite
dans les pyrexies plus graves : *pneumonie, fièvre typhoïde*. Seulement,
à partir du troisième, ou quatrième jour, et crainte d'un affaiblissement trop considérable, des bouillons de légumes, des bouillons de
viande dégraissés, du lait mêlé d'eau prendront place dans l'alimentation. La fièvre typhoïde, pendant toute son évolution, se trouvera
bien de l'eau légèrement sucrée sans adjonction de lait. De même
l'*érysipèle*, le *zona*. Dans le public, persiste l'habitude de tisanes
et infusions de toutes sortes, c'est là une coutume justifiée par l'expérience des siècles. Dans le *choléra*, par exemple, les paysans russes,
il y a près de cent ans, gorgaient leurs cholériques d'eau salée. Searle
(de Varsovie) se félicita fort de cette méthode. Thomas Latta (de
Leith, Ecosse) administrait à la fois de l'eau salée en boisson et des
lavements d'eau salée. Dans nos campagnes, nous avons dans notre
enfance plus d'une fois entendu les paysans conter que lors du choléra
de 1854, les malades qui guérissaient le mieux étaient ceux qui
buvaient de l'eau en quantité très abondante sans autre boisson ni
remède.

3° *Maladies du cœur, des vaisseaux et des reins*. — C'est dans
ces maladies que le régime hydrique réalise ses effets les plus actifs.
Le mot merveilleux n'est pas trop fort pour désigner les résultats
obtenus. On peut tour à tour prescrire cette cure dans les *états hyposystoliques* ou *asystoliques*, les *anévrysmes*, les *angines de poitrine*,
l'*œdème aigu du poumon*, les *attaques d'éclampsie, néphrites aiguës*,
l'*urémie* et la *respiration de Cheynes-Stockes*.

I. ÉTATS HYPOSYSTOLIQUES ET ASYSTOLIQUES. — Avec Huchard,

nous avons établi la technique du régime de réduction dans les états hyposystoliques et asystoliques, quelle que soit l'affection cardiaque qui leur donne naissance : 800 à 1.000 grammes de liquide dans les vingt-quatre heures, par verres à bordeaux toutes les heures, les trois premiers jours, 2/3 ou 3/4 d'eau ; les jours suivants, moitié, puis lait pur. Lorsque l'affection cardiaque est ancienne, nous descendons même au-dessous de ces chiffres ; 400 grammes de lait mêlé d'eau à parties égales pendant les trois ou quatre premiers jours partagés en huit ou dix doses de 100 grammes. Les très faibles doses de digitaline (un dixième de milligramme), la théobromine (2 cachets de 50 centigrammes) sont ordonnés en même temps. Le malade a-t-il déjà pris de la digitaline ? Son cœur est-il très dilaté et la digitaline demeure-t-elle sans action ? On pratique une injection intra-musculaire d'oubabaïne (1/4 de milligramme) et on donne à l'intérieur une petite cuillerée à café d'iodure de caféine. L'ouabaïne réactive la digitale et combat, ainsi que là caféine à faibles doses (0 gr. 10), la distension cardiaque. Dans d'autres cas, quand le foie reste dilaté, la prescription de la digitaline par voie hypodermique (huile digitalique 1/10 de milligramme) réussit alors qu'échouaient les doses par voie stomacale. L'accompagnement du régime hydrique est un des meilleurs adjuvants de cette reprise d'action.

II. ANÉVRISMES, ANGINES DE POITRINE, ŒDÈME AIGU DU POUMON, ÉCLAMPSIE. — On a beaucoup médit de la méthode de Valsalvadans le traitement des *anévrysmes*. Au fait, des trois formules que comprend ce traitement, le repos absolu, la diète, les saignées répétées, il n'est guère que la première, à savoir le repos absolu, qui puisse être poursuivie sans invonvénient. Pour la diète et les saignées répétés, il faut craindre l'affaiblissement du sujet. Toutefois, une crise hypertensive, c'est-à-dire cliniquement, une modification du pouls, devenant plus serré, plus dur et moins dépressible, accompagnée d'une augmentation de la dyspnée, ces troubles survenant au cours d'un anévrysme s'accommodent fort bien du régime hydrique à raison de 1 litre 1/4 d'eau pour les vingt-quarre premières heures. Nous en dirons autant de l'*angine de poitrine à crises subintrantes*. Les crises d'angine de poitrine s'accompagnent parfois, mais non toujours d'une élévation de la tension artérielle ; un angineux, pendant sa crise, a 28 de tension (au Pachon) ; régime hydrique (1.500 grammes d'eau). La crise cède en vingt-quatre heures. Le lendemain, la tension artérielle est tombée à 19. En règle générale et alors même qu'il n'existe pas d'hypertension artérielle, la réduction de liquides (800 à 1.000 grammes) dans les vingt-quatre heures réussit dans l'angine de poitrine organique. Même observation dans l'*œdème aigu du poumon* : une crise hypertensive accompagne, mais non toujours, son invasion. Une soustraction sanguine aidée du régime hydrique en vient à bout dans quelques heures. L'*éclampsie* qui suit les lésions rénales ou simplement les troubles digestifs de l'enfance se trouve bien de la même médication qui offre, dans des cas semblables, l'avantage de débarrasser l'organisme des produits qui irritaient le système nerveux plutôt que de baisser la tension artérielle. Ce dernier effet se produit ; il est d'importance secondaire.

III. Néphrite aiguë, urémie, respiration de Cheynes-Stockes. — Dans la *néphrite aiguë* la diète aqueuse poursuivie pendant vingt-quatre heures à quarante-huit, 500 à 600 grammes d'eau à un enfant ; 800 à 1.200 grammes à un adulte. On peut ajouter 30 grammes de lactose par litre. Inutile d'excéder ces doses de liquide. Bien que l'excrétion azotée réclame un minimum de 1.300 grammes, les premiers jours, on songe moins à cette excrétion qu'à la sauvegarde même du pouvoir filtrant du rein. Il s'agit moins de filtrer beaucoup que de diminuer la congestion de l'organe qui s'oppose à la filtration. Au bout de deux à trois jours, les voies étant ouvertes, on augmente les quantités de liquide et l'eau ingérée s'additionne de lait pour laisser place, six ou huit jours plus tard, au lait pur.

Lorsque les *accidents urémiques* éclatent, c'est une raison de plus pour continuer le régime hydrique.

Pendant deux, trois, quatre jours, le malade ne boira que de l'eau : 1 litre 1/4 en moyenne par jour. Une soustraction sanguine, si le malade est vigoureux, sera pratiquée le premier jour.

L'*urémie dysnéique, convulsive, gastro-intestinale*, se trouvent à merveille du régime. S'il s'agit d'urémie gastro-intestinale, celle où la cure est particulièrement indiquée, on continuera tant que les vo-

missements ou les diarrhées prévalent, à savoir parfois quatre à
cinq jours. Dans la *respiration de Cheynes-Stockes*, ce régime assure de
véritables résurrections. L'eau suffit à un malade épuisé ; point n'est
besoin d'une soustraction sanguine : deux à six jours du régime
hydrique avant de recourir au régime hydrolacté : de la théobromine,
à partir du deuxième ou troisième jour, quand la débâcle urinaire
commencera ; de la digitaline cristallisée à faible dose (1/10 de milligramme, dix à huit jours de suite par séries semblables que séparent
des intervalles de deux jours de repos) tout de suite s'il existe
un bruit de galop ou des signes de dilatation cardiaque. Que la tension
artérielle soit élevée, peu importe ; la digitaline à faible dose ne l'augmente pas.

Les travaux modernes sur l'azotémie ont enrichi de notions pratiques le traitement des insuffisances rénales ; la question du pronostic en est surtout éclairée quand une seconde analyse pratiquée à
une dizaine de distance révèle le maintien des chiffres initiaux.

Au point de vue du pronostic, dire avec M. Widal qu'un chiffre de
2 à 3 °/₀₀ d'urée dans le sang expose un sujet à la mort, dans les six
mois qui suivent, nous a semblé dès l'origine un jugement bien noir.
L'expérience de tous les auteurs a confirmé nos réserves premières.
Plusieurs de nos malades ont présenté des quantités semblables, il
y a plusieurs années, et continuent de se porter à merveille (1). Ce
qu'il faut pour asseoir une opinion, c'est moins le chiffre élevé d'urée
que la persistance dans ce chiffre. Aux périodes ultimes des néphrites
chroniques, ce chiffre peut se maintenir à un taux élevé ; maisavant
cette étape terminale, que de chemin à parcourir !

En effet, un élément congestif se superpose fréquemment aux lésions
rénales ; au cours de la malades, plus que la lésion elle-même, cette
congestion accidentelle ferme le rein et accumule l'urée dans le sang.
Une fois la congestion dissipée, l'urée retombe d'ordinaire à des chiffres
bien inférieurs. Dans l'espèce cette congestion rénale est souvent
d'origine cordiaque. Un malade qui montre, à un premier examen,
2 gr. 95 d'urée, en a 0 gr. 90, 0 gr. 85, 1 gr. 20, 0 gr. 75, 0 gr. 40 à

(1) Un grand nombre d'analyses d'urée ont été faites par MM. les Dʳˢ Noel Fiessinger, Labougle, MM. Carrion, Guillaumin, Oliviero, Letulle.

des analyses ultérieures, séparées d'un mois environ. Le régime diététique institué suffit pour produire l'amélioration. Tous les médecins ont constaté des faits de cet ordre. Ils sont surtout marqués dans les cas de congestion rénale d'origine cardiaque.

Dans la pratique, nous avons coutume de recourir à une méthode de traitement variable et de plus en plus rigoureuse à mesure que la quantité d'urée du sang, dans les néphrites chroniques, atteint 1 gramme, 1 gr. 50, 2 grammes, 3 grammes.

1° *Au-dessous de* 1 *gramme*, le régime lacto-végétarien avec, à midi, un peu de viande fraîche et bien cuite (60 grammes), est d'ordinaire bien supporté. A une condition toutefois, c'est que des quantités élevées d'urée n'aient pas été constatées à des analyses antérieures. Sinon et si un malade qui a présenté 1 gr. 50 d'urée descend à 0 gr. 80, de grosses précautions doivent entourer son régime et les viandes ne pourraient être autorisées par la suite qu'avec la plus grande réserve et environ deux fois par semaine à midi.

Une différence sépare ici les sujets, suivant la nature même de la cause qui vaut leur rétention uréique. Les cardiaques non rénaux, sous l'effet de la mauvaise dépuration urinaire, liée à l'insuffisance du myocarde, laissent accumuler l'urée dans leur sang (1 gr. 20 à 1 gr. 50 en moyenne et parfois 2 à 3 grammes). Aussitôt que, sous l'effet de la diététique et de la digitale, les choses sont remises d'aplomb, l'urée retombe à des quantités normales. De tels sujets, au bout de quinze jours à trois semaines, peuvent consommer de la viande, si toutes les mesures ont été combinées en vue de conserver au myocarde sa tonicité reconquise.

Chez les rénaux non cardiaques, chez ceux dont la congestion rénale superposée est active et non passive comme pour les cardiaques, il faut y regarder à deux fois. Pendant des semaines et des semaines, les viandes seront exclues de l'alimentation et quand le médecin les permettra, il aura soin de mettre en garde le malade contre les causes diverses de congestions rénales actives (écarts de régime, froid, fatigues, longs voyages en automobile ou en chemin de fer).

2° Les sujets dont la *quantité d'urée dépasse* 1 *gramme*, feront bien de se soumettre au *régime hydrique* et au *repos au lit* un à deux jours par semaine. Soit un verre à bordeaux d'eau d'Evian toutes les heures, de manière à prendre 1 litre dans les vingt-quatre heures. Le régime des fruits dont nous parletons plus loin est également indiqué. Les autres jours, le régime lacto-végétarien. En cas de galop cardique, le traitement digitalique, comme nous l'avons institué : à 10 heures du matin, V gouttes de digitaline cristallisée (sol. alc. à 1/1000) dans une cuillerée d'eau. Continuer dix jours. Interrompre deux jours. Reprendre dix jours. Ainsi de suite. Diminuer plus tard la durée des prises digitaliques et les réduire si possible à trois à quatre jours par semaine.

La *théobromine* (0 gr. 50 à midi et 6 heures) sera ordonnée concurremment trois à quatre semaines de suite.

3° Au-dessus de 2 *grammes* d'urée, le *repos au lit* au moins *une huitaine* ; les six premiers jours *régime hydrique* : 1 litre d'eau d'Evian par verres à bordeaux toutes les heures, avec repos au lit : puis régime lacto-hydrique, la quantité totale de liquide n'excédant pas 1.500 grammes. Le premier jour, ce liquide sera composé de 1/3 de lait et 2/3 d'eau d'Evian, les quatre jours suivants de moitié lait et moitié eau, puis 2/3 de lait, puis lait pur. Une *saignée* de 150 grammes à 300 grammes sera tous les mois utile.

4° Les chiffres de 3 *grammes* d'urée commandent le même régime hydrique (six jours) et lacto-hydrique, ce dernier *prolongé* seulement davantage (huit à dix jours). Le *repos au lit* sera maintenu de dix à quinze jours. Au bout de quatorze jours, régime lacto-végétarien, soit environ 1 litre de lait et 2 potages au lait et aux farines alimentaires, peu saler. Une première *saignée* atteindra environ 300 grammes puis une soustraction sanguine de 100 grammes sera pratiquée *tous les vingt jours*. Deux jours de régime hydrique par semaine ou de cure de fruits (raisins ou pommes), 500 grammes de raisoinou 250 grammes de pommes matin, midi et soir ; une heure après un verre d'eau, 150 grammes.

Si le malade va mieux, le lait sera réduit à 3/4 de litre environ (au premier déjeuner et à 4 heures). Il boira en plus 3/4 de litre d'eau répartis entre les repas de midi et du soir, quelques pommes de terre cuites à l'eau avec du beurre frais, du riz avec compote de fruits cuits, des potages maigres aux farines alimentaires et aux légumes, une ration de 50 grammes de pain au repas de midi et du soir, composant le fond de l'alimentation.

Ces règles de diététique, d'exécution si simple, suffisent en général. Dans les cas douteux, la constante d'Ambard pourrait être pratiquée. Elle peut en effet indiquer une mauvaise filtration rénale, alors que l'urée sanguine reste à peu près normale ; mais de si grosses erreurs sont attachées à la signification de cette constante que depuis quinze ans, nous ne la faisons plus pratiquer. Il faut en effet sonder le malade pour éviter les risques d'erreur résultant d'une évacuation incomplète de la vessie. Et sonder un sujet n'est pas constamment une intervention de tout repos. Les dosages simples d'urée sanguine suffisent à la pratique médicale.

Les dyspnées nocturnes soi-disant urémiques où l'urée sanguine ne dépasse pas 0 gr. 30 sont le plus souvent dues à des insuffisances ventriculaires gauches. Sans doute il faut encore compter avec les dyspnées liées à l'azote non urique ou à telle substance albuminoïde mal définie ; ces dernières semblent exceptionnelles.

5° *Maladies du poumon.* — Au début de toutes les maladies infectieuses du poumon (*bronchites aiguës, pneumonie*), le régime hydrique, par boissons tièdes, sera maintenu vingt-quatre à quarante-huit heures. Il est une autre affection où cette médication rend de signalés services : les crises d'*asthme* qui accompagnent la bronchite chronique et l'emphysème. Ces sujets, tout en n'étant pas des rénaux, ont une nutrition vicieuse ; il semble que, chez eux, des déchets de nutrition s'éliminent par la voie bronchique. Le régime hydrique, en ouvrant les émonctoires naturels, amène un soulagement immédiat. Les sujets garderont le lit pendant la durée du régime, le séjour au lit empêchant à fois la faiblesse de se produire et favorisant la diurèse comme nous l'avons vu antérieurement. Les simples *bronchites chroniques* seront également amendées et certains sujets, exaspérés par la durée de leurs accidents, accepteront ce régime dont ils tireront maintes fois avantage. On pourrait presque dire que tous les accidents dyspnéiques quelle qu'en soit la cause sont amendés. C'est ainsi que nous avons obtenu un soulagement immédiat par le régime hydrique et le séjour au lit chez une dame d'un *goitre* plongeant qui donnait lieu à une dyspnée très pénible. Les *hémoptysies des tuberculeux* pourraient relever de la même diététique. En général, on se contente plutôt du régime lacté (1 litre de lait) qui se montre suffisant.

6° *Maladies du système nerveux.* — On ne peut guère songer au régime hydrique que dans les cas d'*hémorragies cérébrales* ou d'*accidents toxiques ou infectieux.* En fait, la méthode trouve son emploi dans les attaques d'*apoplexie* avec pouls dur et vibrant. On continue vingt-quatre à quarante-huit heures, la glace sur la tête et une soustraction sanguine modérée étant les médications concurremment employées.

Au début des *méningites*, dans la période fébrile de la *paralysie infantile*, il sera sage de s'en tenir à la diète hydrique.

Dans la *chorée grave*, le régime lacté est prescrit. A l'occasion et si les accidents ne s'amendent pas, pourquoi ne pas recourir à la diète hydrique vingt-quatre à quarante-huit heures ? *La tétanie des nourrissons* semble en tirer avantage. Pendant quelques jours, Czerny, supprime complètement le lait, nourrit l'enfant avec du bouillon de légumes et des bouillies légères à l'eau. Un jour de régime hydrique ouvrirait fort bien la voie à cette alimentation végétale. D'autant que les troubles digestifs sont à la racine habituelle de cet accident. Nous en dirons autant des *migraines*. Pendant la crise, repos absolu, tisanes à volonté. Mais la crise passée, la diète hydrique agit à titre prophylactique et a plus d'une fois empêché le retour des accidents. On peut y avoir recours une fois par semaine.

La paresse cérébrale chez les gros mangeurs, pourrait-elle être combattue par la même méthode ? Elle serait parfois efficace, mais combien d'acceptation difficile !

7° *Maladies de nutrition.* — Ici la maladie est en général peu grave (diabète, goutte, eczéma), et le régime hydrique bien sévère. On hésite à opposer un traitement efficace, il est vrai, mais draconien, à des manifestations relativement bénignes. Pour le diabète, surtout, le praticien hésitera. Sans doute, M. Guelpa a fait disparaître le sucre dans les diabètes florides, avec son régime hydrique renforcé de purgations répétées. La diète hydrique, seule, chez les gros mangeurs, permet le repos et diminue l'excitation du foie ; d'où chute rapide et disparition de la glycosurie. Seulement, pourquoi une ordonnance aussi sévère ? Avec les médications habituelles et la réduction des aliments, on obtient des résultats tout aussi favorables, en un temps simplement un peu moins court. Or, il n'y a pas urgence ; à quoi bon se presser ? C'est pourquoi le régime hydrique dans le diabète ne sera jamais qu'une médication d'exception.

Il n'en est pas de même dans la *goutte aiguë* et l'*eczéma aigu*. Ici le régime hydrique est formellement indiqué pendant vingt-quatre à quarante-huit heures. Nous avons ensuite l'habitude, pendant quelques heures, d'y soumettre les malades un jour par semaine. La diète hydrique se continue vingt-quatre à quarante-huit heures dans l'accès de goutte aiguë : 1. 500 grammes d'eau. Dans l'*eczéma aigu* qui envahit une grande partie du corps, deux à quatre jours du même régime atténuent le prurit, diminuent les rougeurs, arrêtent l'éruption vésiculeuse.

8° *Maladies oculaires*. — Nous n'avons pas d'observations personnelles sur ce sujet ; M. Guelpa en cite d'intéressantes : *hémorragies, glaucomes, affections oculaires compliquant ce diabète*. Dans tous ces cas la prescription d'eau, sans purgation est suivie des meilleurs résultats.

C'est donc un excellent traitement que le régime hydrique. De vieux médecins — sans grande instruction quant au reste — continuent d'y avoir recours dans les campagnes. Ils lui doivent de gros succès de clientèle et la guérison de nombreux malades. Il ne convient pas de rire des ordonnances où ne figurent guère que des tisanes. L'eau reste, depuis l'origine de l'humanité, une des médications les plus actives et qui demeure à la portée des plus dénués.

II

LE RÉGIME LACTÉ

Jadis, on donnait des quantités de lait trop abondantes ; on en gorgeait le malade dans des conditions où il n'avait que faire. Les trois litres de lait réglementaires, à cet inconvénient d'une masse liquide trop élevée, ajoutent deux autres défauts : ils renferment trop d'albumine (108 grammes), et pas assez de matériaux ternaires (1/3 environ trop peu). Pour ces diverses raisons, il convient donc tout d'abord d'administrer moins de lait et ensuite d'y ajouter les matériaux ternaires qui lui font défaut.

Une ration d'entretien chez l'adulte peut être ordonnée ainsi : 2 litres de lait sucré à 40 grammes de sucre (5 morceaux) par litre et 100 grammes de biscuit ou de pain grillé, ou de riz, de pâtes, de tapioca (A. Gautier). Cela fait suivant les anciens calculs 83 grammes d'albumine, 74 grammes de graisse, 200 grammes d'hydrate de carbone, soit 1.869 calories, régime suffisant pour un travail moyen.

Mais on sait aujourd'hui que les calories ne suffisent pas à juger de la valeur nutritive d'une substance alimentaire. Cette dernière jouit en outre de propriété de contact qui excitent par elles-mêmes, indépendamment de tout chiffre de calories surajouté. La viande et les vins semblent particulièrement bénéficier d'une action stimulante de cet ordre. Et puis il y a encore les vitamines dont nous parlerons.

Dans certaines maladies, la ration de 2 litres de lait est encore trop élevée. Il faut réduire à 1.500 grammes, 1.000 grammes. Seulement cette restriction sévère ne dépasse pas quelques jours : au bout d'une huitaine, on administrera des farineux et des pâtes surajoutés, ou même on élèvera les quantités de lait.

Le régime lacté offre divers avantages : il est diurétique, et de digestion facile, réalise des effets hypotenseurs, est un agent déchlorurant, introduit peu de substances toxiques dans l'économie. Cette dernière condition, toutefois, n'est pas obtenue constamment. Dans un intestin infecté, le lait avec sa caséine, fournit un excellent milieu de culture. Il augmente alors l'infection, si bien que combattant toutes les infections de l'économie, il les aggrave au contraire quand ces infections occupent l'intestin. Tous ces effets divers sont recherchés dans l'emploi qu'on fait du lait. Nous arrêter à chacun d'eux serait nous exposer à des redites. Nous nous contenterons donc, au lieu d'appuyer sur les indications de chaque action, de passer en revue les maladies et les conditions où le lait doit être prescrit.

Inconvénients et contre-indications. — *Chez l'enfant*, le lait, s'il constitue un aliment unique dans les premiers mois, ne saurait en cas de maladie être prescrit avec la même générosité. Plus encore que chez l'adulte, il devient, en cas de troubles gastro-intestinaux, la source d'accidents toxiques redoutables. Par ailleurs et même considéré comme agent d'alimentation à l'état sain, il n'est pas indifférent de poursuivre trop longtemps un régime lacté exclusif. A partir d'un certain âge, le lait ne renferme pas de substances nutritives en quantité suffisante et la quantité de fer indispensable fait défaut. Trois litres de lait contiennent en effet 1 centigramme de fer, alors que les pertes quotidiennes de l'organisme sont de 4 centigrammes (A. Gautier). Sans dire avec Bunge que les nourrissons alimentés exclusivement au lait, passé le sixième mois, deviennent d'une grosseur maladive et d'une pâleur cireuse, il convient de ne pas priver trop longtemps l'enfant d'hydrocarbones surajoutés. A partir de huit à dix mois, il faut commencer l'emploi des farines de céréales, de tapioca, de farine de riz. Si la dentition est très tardive, on pourra commencer l'alimentation mixte avant la sortie des dents. Comme premiers aliments de sevrage, écrasées ou délayées dans le lait, on pourra user de la bouillie de châtaignes , de la purée de pommes de terre, et de la purée de carottes (Variot).

On connaît le danger du lait dans les gastro-entérites de l'enfance. Le régime hydrique est entré dans la pratique courante. Ce que l'on sait moins, c'est que des troubles de nutrition reconnaissent la même cause. Des dermites toxiques, des lésions impétigineuses, le rachitisme floride, certaines poussées fébriles avec diarrhée infecte ou au contraire constipation, ne guérissent maintes fois qu'avec la diminution ou la réduction de la ration de lait (Guinon) et cela non pas seulement chez les nourrissons de quelques mois, mais chez des enfants de quinze mois à deux ans.

Chez l'adulte, le lait est prescrit dans les maladies de l'estomac et en général mal supporté dans les affections de l'intestin. Seulement toutes les maladies de l'estomac ne s'en trouvent pas également bien : les hyperchlorhydriques et les ulcéreux le réclament : tous les états stomacaux où les fonctions sécrétoires et motrices ont besoin d'excitation (atonie, insuffisance gastrique, hypochlorhydrie), tous ces états se trouvent aggravés par la proscription du régime.

Écoutons là-dessus les avertissements des malades.

S'ils content que le lait leur vaut des renvois aigres, un ballonnement pénible, vérifions de plus près le diagnostic. Comptons naturellement sur les susceptibilités particulières. Nous verrons tout à l'heure la manière de les réduire.

Dans les maladies de l'intestin : *entérites aiguës, entérite muco-membraneuse, dysenterie*, le régime hydrique suivi de potages légers à l'eau avec farine de riz, de froment, d'arrow-root est primitivement institué. Le *Kéfir* qui est un lait légèrement alcoolisé (kéfir nᵒˢ 1, 2, 3) réussit dans nombres d'entérites chroniques, alors que le lait simple augmente les troubles : on l'ordonne par doses de 150 grammes toutes les heures (1 litre 1/2 à 2 litres par jour) ; rappelons que le kéfir nᵒ 3 est constipant. Si les sujets sont constipés, le *lait caillé* est préférable au kéfir. Les états généraux *d'anémie, de consomption, d'atonie* se trouvent mal du régime lacté trop longtemps prolongé. On n'y aura recours que passagèrement et la main forcée.

Institution du régime lacté. — Le lait doit être pris par doses fractionnées ; en cas de vomissements, par petites quantités : une cuillerée à soupe toutes les demi-heures avec un fragment de glace. Monter rapidement à 50 grammes ,100 grammes toutes les deux heures. Dans les maladies cardio-rénales, on prescrit au début ce chiffre de 100 grammes toures les heures, où toutes les deux heures. Chez les sujets qui répugnent au lait, c'est aussi souvent la meilleure manière, de combattre leur dégoût. D'autres fois, comme dans les maladies hépatiques, on peut sans inconvénient augmenter la dose : 300 à 400 grammes (lait plutôt écrémé) toutes les deux heures et demie ou trois heures. 2 litres environ dans les vingt-quatre heures avec 40 grammes de sucre (5 morceaux) par litre.

Certains sujets déclarent absolument ne pouvoir boire du lait. Ingénions-nous à le faire accepter sous une autre forme : lait stérilisé, lait cru, lait écrémé. Le kéfir renferme, comme nous l'avons dit, de faibles quantités d'alcool à proportions plus fortes suivant les variétés (nos 1, 2, 3). Il ne saurait être employé dans l'ulcère de l'estomac ou les troubles hépatiques, mais convient à merveille dans certaines formes d'entérite.

On peut varier le goût du lait ou y ajouter une substance qui en facilite l'assimilation. Comme correctifs du goût, citons le café, le cacao, l'eau de fleurs d'oranger, de vanille, le kirsch, l'anisette, ces deux derniers à toutes petites doses, l'essence de badiane (II gouttes par tasse), le suc de réglisse (une cuillerée à café par tasse).

Facilitent l'assimilation : l'eau de chaux (une cuillerée à soupe par tasse de 300 grammes qui produit un caillot très divisé, digestible), l'eau de Vals, de Vichy, de Pougues, de Soultzmatt, d'Orezza, de Bussang, ces deux dernières renfermant de petites quantités de fer. Mieux vaut ne point prescrire d'eaux gazeuses et bicarbonatées dans l'ulcère de l'estomac et les dyspepsies nerveuses ; l'action excitante de ces eaux est fâcheuse. L'eau de chaux additionnée au lait est préférable. D'autres médicaments sont recommandés, tels le *citrate de soude* qui produit un caillot plus mou et plus attaquable par les sucs digestifs : solution de 5 grammes pour 300 grammes (Variot), une cuillerée à soupe par tasse de lait (à des nourrissons). On peut augmenter chez les adultes, à condition, comme nous venons de le dire pour les eaux alcalines ou gazeuses, qu'il n'existe pas une excitation trop vive de la muqueuse stomacale.

Le *lacto sérum* a été préconisé dans ces derniers temps. Il dégorge et stimule le foie, évacue et assainit l'intestin ; accroît la diurèse (M. Renaud). Il est particulièrement indiqué dans les états infectieux. Ordonné à jeun à la dose d'une à deux tasses à thé pendant deux jours,

il provoque des débâcles salutaires, intestinales, hépatiques et rénales.

Croisons en passant une autre médication : nous voulons dire les
cachets de *présure* pour remédier à l'insuffisance du ferment lab, ou
encore la *pégnine*, qui n'est que de la présure de veau : deux ou trois
minutes avant la tétée une pincée dans une cuillerée à café du lait de
la nourrice ou bien, quand l'enfant est élevé au biberon, addition au
lait préalablement bouilli de 1 % de pégnine. La pégnine permet de
lutter contre l'insuffisance gastrique de certains nourrissons, mais le
citrate de soude semble supérieur (Lemaire).

Quatre sortes d'accidents peuvent suivre l'usage du lait : 1° les
douleurs ; 2° le ballonnement gazeux ; 3° la constipation ; 4° la
diarrhée (A. Robin). Les douleurs sont arrêtées par la prescription des
paquets.

Bicarbonate de soude .... } 4 grammes
Magnésie calcinée .... }
Crai préparée   6   —
M. et div. en 10 paquets. 3 à 5 par jour. (A. Robin).

On peut encore ordonner de la pancréatine (pilules . . . . de
1 à 2, pour éviter l'altération de la pancréatine par les su. . . es de
l'estomac).

Les gaz suivent les fermentations. Contre la fermentation lactique :

Fluorure d'ammonium ....   0 gr. 20
Eau distillée ....   300 grammes
Une cuillerée à dessert après chaque prise de lait. (A. Robin).

Dans la fermentation butyrique, M. A. Robin recommandait :

Iodure double de bismuth et de cinchonidine
    (érythrol) ....   0 gr. 02 à 0 gr. 05
Craie préparée ... .   0 gr. 20
Pour 1 cachet. Un après chaque prise de lait.

Ou encore le soufre sublimé (0 gr. 10 à 0 gr. 20) après les prises de
lait.

En général, en cas d'aigreurs, mieux vaut supprimer le lait tout
à fait et recourir pour quelques jours aux bouillons de légumes ou aux
potages aux bouilllons de légumes.

Quant à la constipation, des *poudres* ou *pilules laxatives* en viendront à bout. Le *sous-nitrate de bismuth* arrêtera la diarrhée.

On peut encore prescrire des infusions de racines de fraisier : 1 gr. 50, ou les bols :

```
Diascordium ..............................  ⎱ 4 grammes
Sous-nitrate de bismuth ....................  ⎰
Div. en 16 bols. — Un toutes les heures. (A. Robin).
```

Après chaque tasse de lait, la malade se lavera la bouche avec une eau alcaline (Vichy), pour empêcher la stagnation de particules de lait pouvant fermenter. L'eau de Vichy pourra être aromatisée avec quelques gouttes d'alcool de menthe.

Indiquons maintenant les différentes maladies où le régime lacté trouve son emploi.

Indications du régime lacté. — Ce sont : 1° les maladies du tube digestif (estomac, foie) ; 2° les maladies du cœur et des reins ; 3° les malades de nutrition (diabète, goutte, eczéma) ; 4° les maladies infectieuses et toxiques ; 5° les maladies nerveuses.

I. MALADIES DU TUBE DIGESTIF. — I. *Estomac.* — Dans toute maladie douloureuse de l'estomac et qui ne s'amende pas tout de suite, un double examen s'impose : celui des gardes-robes, à l'effet d'y rechercher la trace d'une hémorragie occulte (réaction de Weber, à la benzidine). On sait que pour obtenir un résultat valable, il convient de supprimer la viande de l'alimentation pendant huit jours et aussi d'éliminer toute autre cause d'hémorragie (depuis l'épistaxis où du sang est ingéré jusqu'à la cirrhose du foie, aux ulcérations tuberculeuses de l'intestin, aux ulcérations de la fièvre typhoïde, au purpura, aux hémorroïdes et aussi. s'il s'agit d'une femme, la menstruation, laquelle serait susceptible de produire de petites hémorragies gastriques' en dehors de toute altération de la muqueuse). La seconde source de renseignements est l'examen radioscopique qui sera pratiqué un peu plus tard si le mieux attendu ne se produit pas.

En général, on peut dire que lorsque la réaction positive disparaît des fèces par le repos au lit, l'alimentation lactée, l'administration du bismuth à hautes doses, il s'agit d'un ulcère de l'estomac. Au contraire, l'existence constante de la réaction permet de penser à un cancer de l'estomac. Certains sujets atteints d'ulcère cicatrisé continuent de souffrir. Si des examens répétés montrent que toute hémorragie est absente, il devient probable qu'à l'ulcération ancienne s'est surajouté un état névropathique.

D'autre part, ne voyons pas la névropathie où elle n'est pas. A plusieurs reprises nous avons soigné des sujets considérés comme atteints de dyspepsie nerveuse et qui, en réalité, avaient un ulcère latent. Avant de parler du régime lacté, il convient de savoir quand et combien de temps il convient d'y recourir. Les réactions de Weber et à la benzidine nous permettent d'agir en connaissance de cause. En tout cas, n'accusons pas de souffrance imaginaires les malheureux torturés par les spasmes que provoquent des adhérences anciennes.

Quant la réaction de Weber est positive, la triade thérapeutique : sous-nitrate de bismuth à haute dose (codex 1884) (10 grammes à jeun), ou kaolin mêmes doses, repos au lit, régime lacté, devra être immédiatement instituée.

Nous passerons tout à tour en revue les dyspepsies nerveuses, l'hyperchlorhydrie, l'ulcère de l'estomac, le cancer de l'estomac.

II. *Dyspepsies nerveuses.* — Dans la dyspepsie avec grande dilatation asthénique, il faut éviter de surcharger l'estomac par des quantités trop abondantes de boissons : on multipliera les repas et les aliments trop liquides sont supprimés. Nombre de malades digèrent mieux les purées ou potages épais que les soupes liquides. On tiendra compte de leurs sensations. D'autres au contraire, où l'hyperchlorhydrie domine, accepteront le lait : 50 à 150 grammes toutes les heures, par exemple ; 2 litres par jour (en commençant par 1 litre, 1 litre 1/2), quelques potages compléteront l'alimentation. Faute de lait, des infusions de tilleul fourniront l'appoint de boisson nécessaire. D'autres malades accepteront le lait (2 litres et 2 ou 3 œufs). Au médecin d'interroger et d'établir ses régimes d'après mes aptitudes digestives. En général, le régime lacté exclusif ne convient pas dans les dyspepsies nerveuses.

III. *Hyperchlorhydrie.* — Le lait est administré pendant une dizaine de jours, à la dose de 1 litre 1/2 à 2 litres par jour. On le donne par portions égales toutes les heures ou toutes les deux heures, de 8 heures du matin à 10 heures du soir. Au bout de dix jours, associer des potages maigres, des pâtes, des purées.Plus tard des œufs, du poisson, du maigre de jambon, du blanc de volaille tendre, des viandes gélatineuses (pieds de veau, cervelles, riz de veau, bouillies avec jus de citron et beurre frais.) Éviter le pain frais, les pâtisseries, le vin, l'alcool et longtemps les viandes de boucherie (bœuf, veau, mouton, porc frais).

IV. *Ulcère de l'estomac.* — On sait qu'après une hémorragie, l'alimentation buccale doit être supprimée pendant huit à dix jours. Des lavements ou le goutte à goutte rectal (250 grammes) d'eau bouillie tiède, légèrement sucrée, combattront la déshydratation des tissus (2 fois par jour). On pourra recourir de même à des injections hypodermiques de sérum glycosé (48/1.000) ; 250 grammes soir et matin.

La malade gardera le repos au lit et avalera, quand il sera possible, le lait par quantités rapidement progressives ; 250 grammes, 500 grammes, 1 litre, 1 litre 1/2, 2 litres, 100 grammes à 250 grammes toutes les deux heures. Au bout de dix à quinze jours, associer des bouillies au lait sucrées et de la purée de pomme de terre. Suspendre si les douleurs reviennent. Chez la femme ,se souvenir, quand la maladie est guérie, que la grossesse peut entraîner une récidive. Éviter les sports chez les hommes. Même après une intervention chirurgicale, la récidive est fréquente. Il faut, pour la prévenir ne pas tolérer de viande avant le sixième mois, car la perforation de l'estomac est possible. Nous en avons un cas chez un malade opéré par le Pr Gosset. Les douleurs étaient revenues au bout de quelques semaines ; en dépit du régime lacté, l'estomac se perfora presque immédiatement.

V. *Cancer de l'estomac.* — Le régime lacté réussit mal. Le kéfir est souvent mieux toléré que le lait ; il faut recommander des aliments de digestion facile qui n'irritent pas l'estomac et sont rapidement évacués soit laitages, œufs, viandes légères en petite quantité.

V. *Foie.* — Les maladies du foie, comme formes typiques, nous

offrent : 1° la lithiase biliaire et les coliques hépatiques ; 2° les ictères ;
3° les cirrhoses.

Lithiase biliaire et coliques hépatiques. — Pendant la crise douloureuse, repos au lit, aucun aliment ni boisson. Puis régime par bouillon
de légumes et hydro-sucré. Ensuite on prescrira du lait écrémé à la
dose de 1 litre pendant quelques jours ; s'il existe une légère fièvre, ne
pas donner autre chose. Sinon, très rapidement, ajouter des pâtes
et des farineux. On peut donner du lait total aux sujets dont les matières sont colorées (Noel Fiessinger et H. Walter). Une petite quantité de viande est autorisée plus tard, car l'alimentation carnée produit des acides biliaires qui solubilisent la cholestérine ; seulement
n'en ordonnons que peu, de manière à éviter l'acidification des
humeurs.

Dans les *ictères*, il est au moins une variété où le lait est inutile. Ce
sont les *ictères hémolytiques* congénitaux ou acquis, où les symptômes
anémiques dominent. En pareil cas, les préparations ferrugineuses assurent des résultats avantageux.

Les *ictères émotifs*, *infectieux* et *toxiques*, les *ictères chroniques*, les
ictères graves réclament au contraire le régime lacté qui évite à la
fois l'apport des substances toxiques et réalise le maximum de diurèse.
Au bout de deux à trois jours, si le sujet n'a pas de fièvre, commencer
une alimentation solide par les pâtes et les farineux. Le repos au lit
sera maintenu à l'origine. Les viandes ne seront permises que le jour
où sera constatée la coloration des matières.

Les *cirrhoses* se recommandent également du régime lacté. Deux
litres de lait (si possible du lait déchloruré) et le repos au lit suffisent.
1 litre 1/2 pendant huit à dix jours et parfois des ascites ont rétro-
cédé avec cette simple méthode qui sera poursuivie pendant des
mois. Il est inutile de dépasser le chiffre de 2 litres de lait. Avec de
plus hautes doses, la diurèse n'augmente pas, au contraire, elle a plutôt tendance à diminuer et l'ascite peut s'accroître (Villaret). C'est
ici que pour la première fois, nous voyons apparaître cette notion si
importante de la modération indispensable dans les boissons au cours
des maladies hydropiques.

II. Maladies du cœur et des reins. — Nous insisterons plus

loin sur la nécessité les de réduire boissons dans les maladies du
cœur et des reins (1). Et d'abord les *maladies du cœur*. Sans doute,
lorsque le myocarde fonctionne bien, il supporte sans inconvénient
de grandes quantités de liquide : mais pourquoi donner de grandes
quantités ? Nous savons que l'élimination ne se fait pas mieux au-
dessus de 1.500 à 1.800 grammes. Ces chiffres représentent des
moyennes. Un cardiaque non asystolique n'est du reste pas soumis
au régime lacté absolu. Il consomme des hydro-carbones, des œufs, des
viandes. Le cardio-rénal au contraire a maintes fois besoin d'un régime plus sévère.

Quinze cents grammes de lait et pas autre chose pendant quelques
jours. De même le cardiaque asystolique. Le régime lacté fait maintes
fois suite chez ces malades au régime hydrique ou hydro-lacté. On
le poursuit pendant quelques jours, le lait étant aditionné de sucre
ou de lactose, puis aussitôt que les débâcles urinaires ont été produites,
et celles-ci tardent au plus de cinq à six jours (quand le myocarde est
susceptible de recouvrir sa contractilité), on adjoint au régime des
farineux et des pâtes.

Il est une maladie où le régime lacté déjà recommandé par Huchard
rend de grands services : certaines formes d'angine *de poitrine organique*, en particulier celles qui accompagnent l'hypertension de la néphrite interstitielle. Les malades en plus garderont le lit. Cette nécessité de repos absolu est indispensable. Poursuivie pendant plusieurs
semaines, elle produit des amélioratons étonnantes, sur lesquelles
nous avons insisté autrefois (2). Les malades, en plus, boiront 1 litre
de lait sucré et y ajouteront 1 ou 2 bouillies au lait sucré. Le système
des petits repas : un plat toutes les deux heures et demie, 50 à 80 grammes
de pâtes, purées, fruits cuits et un verre à bordeaux d'eau chaude
après ou 150 grammes de potages maigres ou de cacao au lait soulage
également, en évitant toute distension stomacale. La plupart des
angineux organiques tirent grand bénéfice de cette diététique et des
six petits repas quotidiens qu'elle comprend. La quantité de boissons

1. Page 44.

2. Ch. Fiessinger : Le repos au lit et les crises hypertensives dans l'angine de
poitrine (*Acad. de Médec.*, 29 novembre 1910).

devra toujours être réduite. Dans les *anévrysmes*, le *pouls lent permanent*, mêmes principes directeurs, sauf que le repos au lit sera demandé pour des mois, mais le chiffre de 1 litre 1/2 de lait sucré et un ou deux potages au lait fourniront une ration d'entretien, laquelle ne devra guère être dépassée. Un de nos malades, âgé de cinquante-trois ans, que nous avons soignée avec le Dr Grandin (de Vendôme) avait un volumineux anévrysme de l'aorte, une poche énorme, comme le constata le Dr Desternes par la radiographie. Il resta couché dix-huit mois. Au bout de sept ans, il vaque à ses occupations, ne souffre plus, va à la chasse, se promène et voyage comme avant. Dix ans plus tard, pneumonie double, guérison. Mort subite dans la douzième année alors que le malade refusait depuis deux ans toute sorte de médication et commettait toutes les imprudences.

Dans les *néphrites aiguës*, le lait fait suite au régime hydrique. On n'autorise tout d'abord que 1.000 grammes, puis 1 litre 1/2, puis 2 litres additionnés de sucre (40 grammes).

Dans les *néphrites chroniques*, on peut distinguer trois formes : 1° les *néphrites chroniques avec bouffissure des téguments* : les malades gardent le lit et prennent tout d'abord du lait mêlé d'eau par moitié, six à huit jours, 1 litre 1/2 de liquide en tout, puis 1 litre 1/2 à 2 litres de lait par vingt-quatre heures. Pendant trois semaines à un mois, régime lacté, puis régime déchloruré avec hydro-carbones ; 1° les *néphrites chroniques sans bouffissure et sans hypertension artérielle* : les néphrites tuberculeuses, certaines néphrites infectieuses (néphrites albumineuses simples de Castaigne), rentrent dans cette formule. Les malades peuvent présenter une albuminurie abondante (3 à 6 grammes et vivre des années sans aggravation. Pas de régime lacté, ni même de régime déchloruré. Nourriture habituelle : viande à midi, légumes, fruits cuits. Les bouillons gras sont d'ordinaire bien tolérés ; 3° les *néphrites chroniques avec hypertension artérielle* : tant que la dyspnée fait défaut et que le cœur ne fléchit pas, le régime lacté exclusif n'est pas indispensable. Le régime se composera de 1 litre de lait, de légumes, de pâtes ; un peu de viande fraîche de boucherie, bien cuite, grillée ou rôtie, est souvent tolérée au repas de midi si l'azotémie ne dépasse pas 60 à 80 centigrammes. Peu saler. On ne recourra au régime lacté absolu, en commençant par le régime hydrique, que dans les cas où les accidents d'insuffisance cardio-rénale se produiraient.

Quant aux *albuminuries fonctionnelles, dyspeptiques, cystiques, orthostatiques, nerveuses*, le régime lacté exclusif n'est jamais indiqué. On traitera les troubles digestifs : s'il s'agit d'un enfant, on lui évitera les excès de travail. L'alimentation se composera d'œufs, hydro-carbones, de viandes bien cuites, grillées, rôties. De l'eau en général comme boisson aux repas.

III. MALADIES DE NUTRITION. — Le régime lacté exclusif, dans le *diabète*, réussit chez certains sujets arthritiques à gros foie, d'apparence floride (Œttinger). On ordonnera environ 3 litres de lait et, en plus, de l'eau à la volonté du malade. Ce régime ne sera poursuivi qu'avec prudence. Au bout de quelques jours, on procédera à l'analyse des urines. Si le sucre monte, il faut interrompre ; s'il baisse on pourra continuer,

Dans le diabète d'origine nerveuse ou pancréatique, le régime lacté ne convient pas. Au contraire, il retre touvontes ses indications dans les diabètes *compliqués de néphro-sclérose* : 2 litres de lait environ ; quelques légumes verts ; 150 à 200 grammes de pommes de terre par jour.

Dans la *goutte aiguë*, régime hydrique pendant vingt-quatre heures : 1.500 à 1.800 grammes : puis régime lacté, tant qu'une douleur vive persiste (1 litre 1/2 de lait). On revient ensuite à une alimentation moins sévère, mais où les végétaux seront toujours en quantité plus abondante que les viandes. L'*eczéma aigu* se verra opposer une médication de même ordre.

IV. MALADIES INFECTIEUSES ET TOXIQUES. — Le lait, aux doses de 1 litre environ par jour, conviendra aux pyrexies longues telles que la fièvre typhoïde ; les doses de 2 à 3 litres, jadis recommandées sont trop élevées. Elles favorisent les accidents intestinaux de la fièvre typhoïde. Mieux vaut donner du lait mêlé d'eau : 200 grammes environ toutes les deux heures (un tiers d'eau et deux tiers de lait), la quantité de boissons aqueuses supplémentaires étant fixée par le degré thermique du sujet. Le chiffre de 3 litres de liquide dans les vingt-quatre heures représente une moyenne (avec une température de 39 à 40 degrés).

Dans toutes les maladies infectieuses, pareille diététique peut être utilisée. Une double remarque à ce sujet. Si la maladie est courte, le régime hydrique ou hydro-lacté (1 /2 litre de lait) est peut-être préférable. Dans la rougeole, suffisent les infusions de bourrache, de mauve, d'orge ou de limonades cuites ; d'autre part le régime lacté ne doit nullement laisser la place à une nourriture plus substantielle. On a recommandé de nourrir les typhiques, les scarlatineux. Parmi les premiers, tous ne sont pas morts ; c'est le seul avantage dont puisse se réclamer cette diététique. Quant aux scarlatineux, nous persistons à croire avec MM. Nobécourt et Merklen que le régime lacté, durant la période fébrile, offre les garanties les plus sûres.

Dans les *intoxications*, le régime lacté est surtout indiqué, au cours des crises aiguës du *saturnisme*. Par ailleurs, il ne joue guère qu'un rôle accessoire ; on commence par un lavage d'estomac, un vomitif, un purgatif, le régime hydrique. L'eau albumineuse tiède et l'hydrate ferrique conviennent particulièrement dans l'empoisonnement par l'arsenic, l'essence de térébenthine (4 à 8 capsules), dans l'intoxication par le phosphore. Dans les intoxications professionnelles, la suppression du toxique suffit à assurer la guérison.

V. Maladies nerveuses. — C'est surtout dans les maladies infectieuses qui atteignent le système nerveux que le régime lacté trouve ses indications ; on l'emploiera dans la *chorée*, avec le repos au lit, dans les premiers jours de la *payalysie infantile* après le régime hydrique et alors qu'il existe un mouvement fébrile : dans les diverses formes de *méningite*. En général, il sera mêlé d'eau par moitié, tant que la température dépassera la normale.

En résumé, le régime lacté conserve ses indications d'autrefois : seulement, il est indiqué d'en réduire la quantité dans les maladies hydropiques, les affections du cœur, des reins, la fièvre typhoïde, et de ne le prescrire qu'avec les plus grandes précautions dans certaines formes de dyspepsie et les entérites en général.

III

LA CURE DE RÉDUCTION DES LIQUIDES

La cure de réduction des liquides a connu cette chance dès le premier jour où nous en avons parlé, d'être adoptée par le corps médical sans objection.

Aussi bien la cure de réduction des liquides dans les affections hydropiques — au moins dans certaines d'entre elles — aurait depuis longtemps sa position thérapeutique fortement assise si les médecins ne s'étaient laissé abuser par une cause d'erreur, qui dans l'espèce est une généralisation téméraire.

Je veux dire l'application au domaine biologique d'une donnée mécanique. Un obstacle bouche un canal ; il pourra céder à la pression d'une grande quantité de liquide. C'est un phénomène mécanique. Il se réalise en pathologie médicale dans les cas d'obstruction d'un conduit : un calcul du rein par exemple. Mais de ce que les quantités abondantes de liquides expulsent un corps déjà engagé dans les voies d'élimination, il ne s'ensuit nullement qu'elles chassent de la cellule elle-même les matériaux de déchet qui y sont profondément inclus. Donnez beaucoup à boire : le sujet sans doute urinera davantage ; mais plus il consommera de liquide, plus il courra chance de conserver une partie de ce liquide dans ses tissus.

Avec 1.200 grammes d'eau, un adulte urine 900 à 920 grammes de liquide. Avec 1.800 grammes d'eau, l'urine monte de 1.400 à 1.430 grammes. Dans le premier cas, il y a 300 grammes de liquide tretenus dans les tissus. Dans le second 370 à 400 grammes. Augmentons les proportions. Les parties retenues dans l'organisme s'accroissent à mesure. Les dangers de rétention sont moindres quand les sujets sont couchés et à la diète ; mais il est difficile d'obtenir un repos complet chez un malade, à plus forte raison chez un sujet bien portant ou peu atteint.

Or, cette rétention dans les tissus n'est pas indifférente. Les mutations nutritives s'en trouvent entravées. C'est ainsi que si un chiffre de 2 litres de liquide augmente les déperditions salines, un chiffre de 4 litres a plutôt tendance à les diminuer (Genth). Les combustions, azotées ne sont nullement activées ; si une augmentation d'urée est rencontrée, cela tient au balayage passager de l'urée prête à sortir.

De même que beaucoup manger ne favorise pas l'assimilation beaucoup boire ne favorise pas la désasimilation. Une certaine quantité d'eau est nécessaire au fonctionnement cellulaire ; que cette quantité d'eau soit dépassée, c'est l'inhibition fonctionnelle qui s'impose. Du reste, tous les hommes qui boivent beaucoup, fût-ce de l'eau, tournent à l'obésité. L'embonpoint ne se produirait pas si l'eau exerçait sur la désassimilation l'effet qu'on prétend.

Si l'action biologique des quantités abondantes d'eau est plutôt nocive, son action mécanique ne l'est pas moins. Plus un homme boit, plus il y a de liquide retenu dans la circulation, plus le travail du cœur s'accroît et plus l'hypertension artérielle s'élève. Ce fait réalisé expérimentalement par Cohnheim sur les animaux est depuis longtemps vérifié en clinique. L'hypertension artérielle des buveurs de bière est connue, et parce qu'elle dure, elle est suivie de lésions cardiaques et du cœur de bière, si répandu chez les Allemands.

1º DANGER DES BOISSONS ABONDANTES A L'ÉTAT MORBIDE. — A l'état morbide, les mêmes phénomènes se reproduisent. Une réserve toutefois pour certaines maladies. Dans le *diabète insipide*, et sans lésions rénales, la rétention de liquide ne s'observe pas. La polyurie est en raison directe de l'absorption. Donc ni élévation de la tension artérielle, ni hypertrophie cardiaque. Avec l'eau de Vittel, surtout lorsque les sujets artério-scléreux restent couchés, pareils effets favorables peuvent être observés (Amblard).

Mais les *états diathésiques* (goutte, rhumatisme) n'exigent pas les grandes quantités de liquide qu'on leur oppose. Si l'acide urique semble excrété en quantité moindre sous l'effet des boissons abondantes, c'est que son dosage devient plus difficile dans l'état de dilution où il se trouve, Dans les stations d'Évian, de Vittel, de Contrexéville, les médecins ont en général renoncé aux orgies excessives de liquides où ils condamnaient jadis leurs patients.

Surtout dans les *maladies infectieuses*, rien d'injustifié comme les débauches surabonda tes de liquide. Il faut 2 litres environ avec une température rectale de 38 1/2, 2 litres 1/2 à 39 1/2. En gorgeant davantage, la rétention de liquide dans les tissus est inévitable, l'hypertension se produit et fatigue un cœur déjà atteint par l'infection. De plus, aucune décharge urinaire n'est observée. Celle-ci ne se manifeste qu'à la convalescence. Le lavage des tissus, c'est un mot qui forme image. Il ne répond à aucune réalité biologique.

2º AFFECTIONS HYDROPIQUES RENDUES JUSTICIABLES DU RÉGIME DE RÉDUCTION. — Les maladies cardiaques et rénales circonscrivent le cadre des affections hydropiques où le régime de réduction produit ses effets les plus avantageux. Dans ces maladies, l'élément inflammatoire est au second plan, l'élément mécanique au premier. Le régime de réduction agissant à titre mécanique y produit ses résultats les meilleurs. Lorsqu'une maladie hydropique est d'ordre inflammatoire, les résultats sont nuls ou à peu près. C'est ainsi que dans la *pleurésie*, la *cirrhose du foie*, les *péritonites tuberculeuses ascitiques*, on aura beau réduire l'apport des boissons, un appel de liquides est dirigé vers les séreuses enflammées. Réduirait-on les boissons, aucune amélioration n'est constatée. Lorsque la diurèse se reproduit, elle est plus dépendante de la suppression de l'inflammation causale que de la résorption simplement mécanique des liquides épanchés.

Effets dans la pleurésie. — D'autant que la pleurésie est plus fréquemment une maladie fébrile. Il ne convient pas de réduire les boissons chez un sujet fébricitant. Nous avons tout à l'heure donné des chiffres approximatifs : 2 litres avec une température rectale de 38 1/2, 2 litres 1/2 avec température de 39 1/2 — 3 litres au-dessus de 40 degrés. Nous nous fions d'ordinaire à l'instinct du malade et c'est parfois le plus sage. Remarquons que bien souvent, nous forçons les fébricitants à boire au delà de leur soif. Nous nous impatientons contre leur refus·

Ce sont peut-être eux qui ont raison. Pour permettre à leurs tissus d'organiser les réactions défensives, il n'est point bon de favoriser des rétentions hydriques.

Effets dans la cirrhose du foie avec ascite. — Dans la cirrhose du foie, M. Brissaud recommandait des quantités de lait qui ne dépassent 2 litres et le repos au lit. Les grandes quantités de liquides déterminent une diminution notable de la diurèse. Il faut donner peu à boire ; toutefois, jamais on n'observe de débâcle urinaire comme dans les hydropisies cardiaques ou rénales. Mais ce chiffre réduit de lait, associé au séjour au lit, a l'avantage de réaliser le repos de l'organe malade, d'où parfois disparition de l'inflammation causale.

Toutefois, sur le moment même, une légère augmentation se produit dans la sécrétion urinaire. Deux malades adultes sont atteints, le premier de cirrhose cardiaque, le second de cirrhose alcoolique vulgaire. Tous deux sont soumis au repos et absorbent 2 litres de lait. Le premier dans la première quinzaine urine une moyenne de 1.465 grammes d'urine.

Les vingt-deux jours suivants cette moyenne tombe à 1.216 grammes De la théobromine était ordonnée en même temps et les doses de digitaline trois jours de suite par semaine 1/10 de milligramme comme nous avons pris l'habitude de la prescrire avec Huchard. Dans la cirrhose simple, la diurèse est moindre et le chiffre de 600 à 800 grammes d'urine demeure la moyenne. Aucun chiffre ne peut-être fixé d'une manière précise, le degré des altérations veineuses ou péritonéales qui détermine l'ascite variant d'un sujet à l'autre. Ajoutons l'action diurétique des sels de mercure. En dehors même de la syphilis, les injections intra-veineuses de cyanure de mercure à un centigramme amènent parfois une disparition de l'ascite (Noel Fiessinger et H. Walter). La *péritonite ascitique d'origine cancéreuse* est peu influencée par la réduction des liquides. L'ascite n'a point varié chez un homme de soixante-huit ans, la quantité d'urine variait de 500 à 750 grammes. Dans la *péritonite ascitique tuberculeuse*, les résultats sont tout aussi négatifs.

On peut émettre cette règle qui nous semble d'une vérité générale : dans les cas où le régime déchloruré ne fournit pas de résultats certains, le régime de réduction n'en assure pas de meilleurs. C'est ainsi que le régime déchloruré en dépit de quelques résultats favorables, diminue fort peu l'ascite de la péritonite tuberculeuse, l'ascite cirrhotique (Chauffard), le liquide des pleurésies (Chauffard et Boidin). Par contre, le régime déchloruré agit fort bien dans les affections hydropiques du cœur et du rein. Seulement, pour peu que le malade soit infiltré, il n'est point indiqué d'y avoir recours les premiers jours et c'est le régime de réduction qui prend place.

Dans les chapitres précédents, nous avons parlé des régimes dans les maladies du tube digestif. Nous n'y reviendrons pas, les pages actuelles étant consacrées spécialement au régime de réduction dans les maladies hydropiques.

3º Technique du régime de réduction. — Nous usons d'une méthode de restriction brutale : soit 400 grammes de lait et 400 grammes d'eau mêlés par verres à Bordeaux tous les jours pendant trois à quatre jours. Les deux jours suivant : 600 grammes de lait et 400 grammes d'eau. Les deux jours suivants : 800 grammes de lait et 400 grammes d'eau. Ce régime qui n'excède pas à l'origine 800 grammes de liquides trouve ses indications dans quatre conditions différentes : 1º dans les *inflammations aiguës* du rein où les les premiers jours nous ordonnons de l'eau pure : 800 grammes d'eau dans les vingt-quatre heures. Rien de tel pour amener une disparition rapide de l'œdème rénal qui accompagne la néphrite aiguë. Même diététique dans les néphrites aiguës infantiles ; 500 grammes d'eau dans les vingt-quatre heures, on ajoute du lait d'abord dans la proportion de 1/3, puis du lait pur en n'augmentant pas cette quantité de liquide pendant les six ou huit premiers jours. Il importe, en effet, de laisser au repos un organe en état d'inflammation aiguë. La seule manière de réaliser ce repos pour le rein est de ménager sa fonction filtrante en n'administrant pas trop de boissons ; 2º dans les *inflammations chroniques du rein*, quand les rétentions œdémateuses s'opèrent dans les tissus. Certaines brightiques, supportent bien 1.500 centimètres cubes de liquide ; chez d'autres, il ne faut pas dépasser 1.000 centimètres cubes. Von Noorden estime avec raison que le régime des boissons abondantes entraîne un affaiblissement progressif du cœur. C'est surtout dans les phases terminales alors que la respiration, affectant le rythme de *Cheynes-Stockes*, annonce un œdème cérébral probable, que la réduction des liquides, sous forme de régime hydrique : 200 gr. d'eau quatre fois par jour, procure des résultats surprenants. On continue quatre, six jours de suite ; puis on ajoute de légères quantités de lait, 1 /4, ou 1 /3, moitié de lait, dont les chiffres variables seront fixés par la tolérance du malade ; 3° *dans l'urémie*. Il est inutile de donner beaucoup à boire à un urémique. 800 grammes à 1 litre d'eau suffisent largement. De grosses décharges chlorurées se font à l'aide de cette diététique dont l'action sera renforcée par la pratique des émissions sanguines sur la région rénale. Quand la lésion rénale est accompagnée d'une lésion cardiaque, la raison est double de ne pas dépasser ces chiffres de liquides, la première est commandée par l'état du rein, la seconde par celle du cœur. Le rein se fatigue à sa besogne filtrante, le cœur se fatigue devant la pléthore vasculaire que réaliserait la surabondance des liquides ; 4° dans les *affections cardiaques* ou cardio-rénales, le médecin ordonne la réduction à 800 grammes. Il obtiendra parfois des débâcles urinaires qu'une quantité plus abondante ne permettrait plus de réaliser .Ce fait s'observe surtout dans les dilatations anciennes du cœur. Un malade qui urinait 800 à 1.000 grammes avec 1.500 grammes de boissons pourra uriner de 1.000, 1.200, 1.500 grammes, quand il sera soumis à la diète lacto-hydrique de 600 grammes. Un malade ,âgé de soixante-huit ans, et atteint d'une cardiectasie d'origine cardio-rénale, n'urinait plus que 1.200 grammes avec 1.500 et 1.200 grammes les trois jours suivants. Il est bien entendu qu'en pareil cas, nous utiliserons le traitement médicamenteux qui nous a si constamment réussi : digitaline à très faibles doses (1 /10 de milligramme le matin dix jours à répéter la dose vers 5 heures du soir, 2 à 4 jours de suite, interrompre trois jours, reprendre dix jours, quelques mois de suite) et théobromine : deux cachets de 50 centigrammes par jour. Certains auteurs suppriment toute espèce de liquide. Le Dr Louis de Moreuil n'autorise que quelques cuillerées d'eau pour étancher la soif. La quantité de 800 grammes toutes les vingt-quatre heures nous a toujours paru aisément supportée et nous n'avons pas eu besoin de descendre plus bas.

Dans les affections rénales aiguës, il faut peu boire. Des chiffres aussi réduits seront prescrits dans les affections cardiaques. — Habituellement, nous ordonnons en cas d'hyposystolie 800 **grammes de liquide** ; à savoir 400 grammes de lait, comme nous venons de le dire et autant d'eau les trois premiers jours. La diurèse s'opère le second, troisième, parfois seulement le cinquième et sixième jour. Le séjour au lit sera rigoureusement maintenu.

Ce régime trouve jour dans toutes les affections cardiaques.

Il doit être institué, quelle que soit l'affection cardiaque en jeu : maladies valvulaires, myocardites, péricardites, cœurs rénaux, distensions liées à la surcharge graisseuse du cœur.

Inutile de dire que les anévrysmes bénéficieront en tout temps de la méthode, ainsi que les angines de poitrine d'origine organique, lesquelles semblent maintes fois liées à une distension douloureuse du cœur gauche.

4° RÉSULTATS DE LA RÉDUCTION DES LIQUIDES. — C'est Oertel qui, le premier, fit voir les avantages de la réduction des liquides.

Nous l'employons depuis 1899 (1) et nous avons exposé nombre de résultats obtenus dans la thèse de M. J. Monnot (2). En voici d'autres : Le premier jour, avec 800 grammes de liquide (moitié lait et moitié eau, lait pur les jours suivants), sur une moyenne de 5 cardio-rénaux infiltrés, nous obtenons :

Le premier jour 750 grammes d'urine ;

Le deuxième jour 1.240 grammes d'urine ;

Le troisième jour 1.600 grammes d'urine ;

Le cinquième jour 1.000 grammes d'urine ;

Le cinquième jour 1.000 grammes d'urine ;

Le sixième jour 800 grammes d'urine ;

Le septième jour 770 grammes d'urine.

A partir de ce moment, la quantité d'urine demeure inférieure à a quantité absorbée, ce qui est la règle normale. Oertel, en effet, a démontré qu'à l'état normal environ un faible tiers des boissons ingérées (31,5 %) au lieu d'être éliminé par l'urine, s'élimine par les poumons et

---

1. Huchard et Ch. Fiessinger : Médication d'urgence par la réduction des liquides (*Acad. de Médec.*, 11 février 1908).

2. Monnot : La diurèse par la réduction des liquides (*Th. Paris*, 1909).

la peau. Soit 800 grammes d'eau absorbée devraient fournir environ un peu moins de 600 grammes d'urine (558 grammes), et 1.500 grammes d'eau près de 1.100 grammes d'urine (1.078 grammes). Nos recherches personnelles fournissent un bilan de pertes moins accusé. Les 5 malades précédents mis au régime de 800 grammes ont uriné les quinze jours suivants, et après la débâcle initiale, 680 grammes, soit une perte d'environ 15 % moitié des chiffres accusés par Oertel. En général, ce dernier chiffre montant, suivant les circonstances, de 15 à 25 %, nous semble spécifier la quantité de liquide perdu par une autre voie urinaire. Nous savons, en effet, que plus la quantité de boissons s'élève, plus la quantité correspondante éliminée par les urines diminue et plus la quantité perdue par d'autres voies s'accroît. D'autres facteurs influent également, tel le repos : chez les sujets qui ne bougent pas, la quantité d'urine est plus élevée. Nos malades ne quittaient guère la chambre : d'où sans doute la proportion d'urine plus abondante. Le jeûne influe dans le même sens. Quand le jeûne et le repos sont associés, Oertel n'a trouvé qu'une différence de 8 % entre la quantité d'urine émise et de boissons absorbés.

Lorsque les malades absorbent 1.800 grammes de liquide, le premier jour, la diurèse monte déjà à 1.600, à 1.700 grammes, si la débâcle doit s'accentuer par la suite. Puis des chiffres de 2.000, 2.500, 3.000 grammes sont observés les jours suivants. A partir du cinquième jour, la quantité retombe à 900, 800 grammes, puis les chiffres de 500 à 600 grammes sont communément observés.

Des éliminations chlorurées abondantes accompagnent la débâcle urinaire. Nous avons noté 15, 20, 22 grammes de chlorures et des quantités plus élevées ont été observées par d'autres. Le maximum de la décharge s'effectue vers le deuxième et troisième jour ; puis le chiffre baisse brusquement (de 15 à 5 grammes par exemple). En même temps les œdèmes se résorbent, le malade accuse des diminutions de poids étonnantes : 6, 8, 10 kilogrammes par semaine.

La dyspnée cède et l'insomnie qui tenait le malade éveillé depuis des mois fait place à un sommeil réparateur et paisible. Quant aux éliminations uréiques, bien que parfois assez élevées, le chiffre inscrit ne dépasse guère d'ordinaire le chiffre normal. Le régime sévère auquel était déjà soumis le malade explique sans doute cette particularité.

Nous avions cru tirer une règle pronostique de la rapidité qui signale l'apparition des débâcles urinaires. Nous pensions qu'une débâcle du premier et du second pour annonce un pronostic meilleur que celle qui est reculée au quatrième ou cinquième jour et la chose est vraie en général, mais seulement pour les sujets jeunes. A un âge avancé, il n'en est plus de même. Les accidents cèdent. Ils se reproduisent et il faut recommencer jusqu'au jour où le myocarde n'a plus la force de réagir.

On peut dire que l'absence de débâcle est un signe fâcheux. La débâcle immédiate n'assure pas toujours l'avenir, surtout lorsque le sujet est âgé.

Dans les *maladies rénales*, la cure de réduction produit des résultats moins marqués que ceux des malades cardiaques. La débâcle urinaire s'établit surtout du deuxième au cinquième jour. Seulement, dans les formes aiguës, la médication surajoutée est différente : on applique des ventouses scarifiées sur la région rénale, tandis que les formes chroniques, associées fréquemment à des troubles cardiaques, s'accommodent surtout de la prescription de digitaline et de théobromine (celle-ci seulement prescrite au bout de quarante-huit heures, quand le rein a déjà commencé à fonctionner).

Ce n'est pas seulement au début du traitement qu'on utilise les cures de réduction. Maintes fois, nous la renouvellerons, en cours de maladies, une à deux fois par semaine, le malade restant couché ce jour. Il absorbe, par exemple, 1 litre de lait, reste couché ce jour, et continue cette pratique pendant des mois, tant que le cœur reste défaillant et les reins troublés dans leur fonction filtrante.

5° ECHECS DE LA MÉTHODE DE RÉDUCTION. — Diverses conditions empêchent le régime de réduction de porter fruit : les unes sont inhérentes à l'organe malade (cœur ou rein), les autres à des épanchements internes, qui empêchent la rentrée dans le sang des liquides exsudés (œdème dur des jambes, pleurésie, ascite).

1° *Causes d'échecs inhérentes à l'organe malade.* — Pour le rein, c'est la congestion œdémateuse dans la *néphrite aiguë*. De nombreux éléments sécréteurs restent sains ; il suffit d'une soustraction sanguine locale pour rétablir la fonction. La *néphrite chronique* n'a épargné que de tares glomérules et le régime de réduction échoue par absence de substance filtrante ou bien une congestion passive d'origine cardiaque entrave la fonction rénale. Avec le régime de réduction, il faut ordonner la digitaline, comme nous l'avons vu tout à l'heure. La médication opothérapique ne fait rien.

Lorsque le cœur est en jeu, la réduction de liquides se trouve en défaut devant les dilatations irréductibles de l'organe. Celles-ci se produisent de plusieurs manières ; par progression de la lésion, gravité de la lésion, imprudence dans le traitement.

La *progression de la lésion* dépend de l'âge du sujet et de la nature de la lésion elle-même. Un cardiaque âgé verra ses accidents évoluer parfois plus lentement qu'un cardiaque jeune. A un certain âge (myocardites séniles), il semble que le myocarde réagisse souvent plus longtemps à la digitaline que dans les altérations des sujets plus jeunes où des éléments infectieux plus virulents ou d'autres éléments toxiques sont en jeu. Ajoutons que certaines maladies du myocarde (cœur rénal) présentent une marche plus rapide que les insuffisances du myocarde liées à une liaison mitrale par exemple. Toutes conditions de traitement étant naturellement égales, car un mitral qui se surmène fera des complications plus précoces qu'un cardio-rénal qui se soigne. Ce dernier, à la phase d'hypertension artérielle, peut durer de longues années. La présclérose, si elle ne répond pas à une réalité anatomique, correspond à une vérité clinique. Les malades qui acceptent le régime évitent pendant de longues années la dilatation cardiaque (Huchard).

La *lésion est plus grave*, en général, dans les cœurs rénaux avec hypertension artérielle où le cœur est toujours en imminence de dilatation, que dans les cardiopathies valvulaires où la tension est normale et où le myocarde résiste bien davantage. L'insuffisance aortique néanmoins entraîne une fatigue plus rapide du cœur que les lésions mitrales ; quand le cœur a fléchi, la gravité est en général celle des cœurs rénaux.

Le danger augmente encore dans l'insuffisance aortique d'origine syphilitique où avant le traitement mercuriel, le myocarde baignant dans des humeurs viciées par la syphilis, lutte contre une hypertension artérielle souvent précoce.

Dans les *symphyses du péricarde, cirrhose cardio-tuberculeuses* chez les *bossus* dont la cage thoracique est mal développée, toutes maladies où un obstacle crée une fatigue d'ordinaire insurmontable, la lésion est très grave et la réduction de liquides peut échouer dès le début.

L'imprudence dans le traitement comprend l'imprudence du malade qui n'écoute pas et celle du médecin qui formule de hautes doses de digitale (au-dessus de 1 /4 de milligramme soit environ X gouttes de la solution de digitaline cristallisée à 1 /1.000. Dépassons-nous ces doses, le cœur en quelques mois a épuisé sa contractilité. Ce qu'il faut, ce sont des doses moyennes ou faible au cardiopathe valvulaire, c'est-à-dire un à cinq jours au plus X gouttes en deux fois de la solution de digitaline cristallisée à 1 /1000 (dose moyenne) et ensuite V gouttes cinq jours (dose faible), et toujours faible au cardiopathe artériel (V gouttes). Ce qu'il faut encore, c'est de ne pas attendre le retour des crises d'hyposystolie pour administrer le remède. C'est ainsi que nous avons inauguré le système des doses faibles et prolongées (V gouttes dix jours, interrompre deux à trois jours, reprendre dix jours) qui seront continuées des mois. Au bout de quelques mois,on verra si la durée digitalique de dix jours, peut être réduite à huit, six, trois jours. L'essentiel est de ne pas se décourager. A la longue, le myocarde reprend sa tonicité qui semblait perdue et nous ne comptons plus les guérisons inespérées que nous devons à cette méthode (1). Quant aux inconvénients et aux dangers d'accumulation, ils n'existent pas. Disons toutefois que chez les cardiaques qui ne quittent pas le lit, il peut devenir imprudent de continuer le remède au delà de la période de dix jours que nous venons de fixer. Ceux qui marchent peuvent, sans interruption, prolonger les périodes médicamenteuses quinze à vingt jours, sans interrompre.

2° *Causes d'échecs inhérentes aux épanchements internes.* — Ces épanchements occupent le tissu cellulaire ou les cavités séreuses. C'est l'œdème dur des extrémités inférieures, c'est un épanchement pleural ou de l'ascite. La diurèse reprend aussitôt que l'obstacle est levé. Pour l'*œdème dur*, on pratique après asepsie soigneuse de la région, cinq mouchetures à chaque jambe. La pointe du thermocautère est un peu

_____

1. Ch. Flessinger : Les doses continues du digitaline (*J. des Pratic.*, 1906 et *Clinique thérapeut. du Praticien*, 1ʳᵉ édit., 1906 (en collaboration avec M. Huchard).

large pour ces mouchetures. Nous employons d'ordinaire et comme certainement le plus commode, une épingle à chapeau rougie à blanc. Onction consécutive avec de la vaseline stérilisée pour empêcher la macération de l'épiderme. Les premières heures, nous disposons la jambe du malade garantie par une couche d'ouate, au-dessus d'un baquet qui recevra les premiers litres de liquide. Pansement à la gaze, recouverte d'ouate ensuite. On change matin et soir.

La valeur diurétique de la *ponction pleurale* a été mise en valeur (H. Huchard et N. Fiessinger), ainsi que celle qui suit la ponction de *l'ascite*. La présence des liquides épanchés comprime les vaisseaux, entrave le travail du cœur. Il faut ponctionner d'urgence. Le régime de réduction avec 800 grammes de liquide ne fournit pas de très abondantes débâcles urinaires, puisqu'une partie du liquide à éliminer par les reins trouve issue par une autre voie. Néanmoins le bilan des urines remonte et peut atteindre 1.600, 1.800 grammes dépassant de beaucoup le volume des boissons ingérées, en raison de la résorption des autres œdèmes interstitiels. La débâcle urinaire s'accompagne d'une élimination chlorurée et azotée, ces deux produits pouvant s'éliminer l'un à l'exclusion de l'autre. Ces résultats ne sont atteints que; chez les cardiaques. Les rénaux ne montrent rien de semblable quand leur cœur est sain, l'évacuation de la plèvre demeure sans action sur l'élimination aqueuse et les œdèmes.

6° INCONVÉNIENTS DE LA MÉTHODE DE RÉDUCTION. — A coup sûr, le régime de réduction n'est pas une de ces méthodes qui fortifient et c'est le grief que lui opposent les malades : « Comment, je ne tiens plus debout et vous m'affaiblissez encore davantage. » A cela il n'y a qu'à répondre qu'entre deux maux il convient de choisir le moindre, que la faiblesse est moins pénible que l'oppression ; cette faiblesse du reste ne sera pas aussi accusée qu'on s'imagine. Une injection de 0 gr. 05 de caféine ou d'huile camphrée (1 cm. c.) sera donnée à l'occasion comme stimulant : l'adjonction de théobromine agit de son côté au titre de tonique faible, mais manifeste. Toutefois, la caféine peut amener une excitation assez vive du système nerveux ; cet effet se produit surtout lorsque l'action toni-cardiaque n'est point obtenue.

Il est un autre accident, exceptionnel sans doute, puisque sur des containes de malades nous ne l'avons guère constaté qu'un soir. Il s'agit de troubles relevant de la résorption des œdèmes. Les malades font des crises convulsives, du délire, de la torpeur, parfois ils présentent une dyspnée intense relevant de l'œdème pulmonaire. Ces troubles ont une durée variable : quelques jours à quelques semaines ; la guérison est la règle. Diverses interprétations ont expliqué ce phénomène. Les uns, avec Merklen et Heitz, croient à un simple déplacement des chlorures retenus. Le sel, abandaonnant les tissus pour passer dans le sang, ne s'éliminerait pas assez vite par les reins et viendrait infiltrer à nouveau le cerveau ou le poumon. Un fait de Huchard voyant des accidents cérébraux éclater à la suite de la compression d'un œdème des des membres inférieurs, vient à l'appui de cette opinion.

D'autres, avec Heitz et Lemaire, accusent la déshydratation brusque des centres nerveux. Suivant les cas, les deux interprétations peuvent trouver jour. Toutefois, avec le régime de réduction, de pareils accidents sont tout à fait exceptionnels.

7° Durée du régime de réduction. — Il faut distinguer les maladies rénales et les affections cardiaques. Dans les premières, les doses de 800 grammes de liquide ne sauraient être prolongées indéfiniment. On donne peu à boire pour décongestionner le rein. Au bout de six à huit jours, la décongestion est opérée. Il faut maintenant s'occuper de l'*élimination de l'excrétion azotée*. Pour la réaliser, de plus grandes quantités de liquide sont nécessaires : soit 1.200 à 1.600 grammes. Ce chiffre peut être maintenu au cours des néphrites chroniques. Les quantités plus abondantes de 2 et 3 litres ne sont pas sans inconvénient. Elles fatiguent le rein, de même qu'elles augmentent l'effort du cœur.

Dans les maladies du cœur, au bout de cinq à dix jours, le régime déchloruré avec hydro-carbones sera institué, la quantité de boissons ne dépassant guère 1.200 à 1.500 grammes dans les vingt-quatre heures. Souvent même, pendant quinze à vingt jours, nous n'excédons pas le chiffre de 800 grammes, quand ce dernier a été prescrit dès le début. Les viandes ne peuvent être autorisées que bien plus tard. Quand le cœur fléchit et que le foie est gros, le régime carné est mal supporté. Il fatigue et la dyspnée augmente.

Mais dans les mois ultérieurs, au cours du régime déchloruré avec hydrocarbones, un à deux jours de réduction par semaine reposent le cœur et les reins, le malade gardant en même temps et ce jour-là le repos au lit. Pendant des mois, des années même, il ira son train, prolongeant, du fait de son régime et d'une manière inattendue une vie qui, avec les régimes d'autrefois, était compromise à bref délai.

8° MÉCANISME DE LA RÉSORPTION DES ŒDÈMES AVEC LE RÉGIME DE RÉDUCTION. — La réduction des liquides a pour effet de tonifier indirectement le myocarde et de décongestionner le rein. La systole est accrue du fait de la diminution du travail cardiaque qui pousse une masse de sang moins chargée du liquide des boissons ; le rein décongestionné opère mieux la filtration qui ouvre la voie de sortie au liquide des œdèmes. Dans les œdèmes cardiaques, la rétention semble surtout d'ordre mécanique, l'augmentation de la tension veineuse laissant extravaser les exsudats. Toutefois, à défaillance cardiaque égale, de telles différences signalent l'apparition et surtout l'intensité de l'œdème des membres inférieurs, pour ne parler que de celui-là, que d'autres conditions pathogéniques entrent certainement en jeu. Dans les œdèmes rénaux, il faut tenir compte de divers facteurs, dont le rôle respectif demeure imparfaitement élucidé : l'imperméabilité rénale, une sorte d'attraction des tissus pour le chlorure de sodium, attraction créée par la présence de substances toxiques. Le facteur vasculaire ou le facteur nerveux jouent également un rôle ; sans leur aide, on explique mal la mobilité de certains œdèmes brightiques, leur localisation si fréquemment en contradiction avec les lois de la pesanteur (Chauffard et Laederich).

Ne nous attardons pas à pareille discussion dont le résultat prattique est nul. Contentons-nous de dire que dans les affections hydropiques d'origine cardiaque ou rénale, le régime de réduction est le moyen diététique le plus efficace à la fois et le plus soimple dont nous puissions disposer. Malades et médecins se contentent de cette notion dont la vérité s'impose et dont l'explication importe beaucoup moins.

IV

LE RÉGIME VÉGÉTARIEN

Il vaudrait mieux dire le régime sans viande : car le beurre, la graisse, les œufs, le lait rentrent couramment dans le régime végétarien. Ainsi mitigé, ce mode de régime convient parfaitement. Il suffit à la nutrition et de grosses fatigues peuvent être supportées avec son aide Sans doute son usage exerce une certaine influence sur le caractère : la volonté perd de son initiative, une énergie passive remplace la vigueur des élans. Les intéressés ne s'occupent pas de ces diminutions. L'amour propre s'exalte et fait bandeau. Dans le train coutumier, pareille transformation ne tire guère à conséquence : au contraire. Tout d'abord l'initiative de nos jours est aisément confondue avec le désordre ; il n'y a aucun inconvénient à couper les ailes à ces manifestations incohérentes. Et puis, les sujets végétariens deviennent malléables et doux. Tant au point de vue individuel que social, pareils avantages ne sont nullement négligeables.

Une raison toutefois, non plus hygiénique, mais d'ordre économique, s'opposera encore longtemps à l'adoption d'un semblable régime. Il est moins onéreux, c'est une nourriture de pauvre. Alors les pauvres réclament, ils veulent les viandes des riches et ne s'estiment satisfaits que lorsqu'ils en consomment jusqu'à indigestion. Voyez les domestiques de la ville ; sur ce chapitre de la viande ils se montrent intraitables. Il leur en faut et de qualités supérieure et bien plus qu'aux maîtres, puisqu'ils travaillent davantage.

Tant que nous vivrons sur les principes de l'égalité, le régime végétarien a peu de chance d'être adopté par la classe ouvrière, à moins que les classes riches renoncent les premières à la viande. L'esprit d'imitation fera le reste et propagera l'habitude dans les milieux moins favorisés.

Aussi bien, ce régime, à titre exclusif, convient surtout dans certains états morbides. L'homme sain, sans doute, peut ne vivre que de légumes, tandis que le régime carné rigoureux l'expose à des accident immédiats. Mais pourquoi rejeter systématiquement la viande ? De petite quantités n'entraveront nullement la souplesse des mouvements et la goutte ni la lithiase rénale n'apparaîtront de ce fait. Tout est question de mesure ; réservons sur notre table une large place aux légumes, ne consommons de viande qu'à midi, et très peu ou pas du tout le soir. Tout sera pour le mieux. Les paysans qui jadis s'alimentaient surtout de léguêmes (pommes de terre, choux, navets, carottes) accommodés au lard et le soir ne prenaient parfois qu'une grosse potée de soupe aux légumes, répondaient dans leur nourriture grossière le mieux aux appels de l'hygiène.

Un des inconvénients du régime végétarien est, dit-on, la quantité surabondante des aliments qu'ils réclame. Le reproche est fondé avec le régime strictement végétal. En veut-on un exemple ? L'homme a besoin d'une quantité moyenne de 100 grammes d'albuminoïdes par jour. Or, pareil chiffre, avec des aliments végétaux, nécessite une absorption ou de 1.205 grammes de pain, ou de 7.690 grammes de pommes de terre, ou de 1.661 grammes de châtaignes, ou de 25 kilogrammes de pommes (A. Gautier). Les estomacs les plus solides résisteraient mal. A considérer même ce chiffre de 100 grammes d'albuminoïdes par jour comme trop élevé et à le réduire à 60 et 70 grammes (soit en moyenne 1 gramme par kilogramme et par vingt-quatre heures) dose suffisante selon Fauvel, la quantité de végétaux nécessaire serait encore bien considérable.

Il est donc entendu que le régime végétarien ne peut être compris que dans le sens d'une alimentation où rentrent, à côté des légumes, le beurre, la graisse, le lait et les œufs. Seul, il permet un tirage suffisant de la machine. A ces 100 grammes d'albuminoïdes, se joindront les 50 grammes de graisses et les 100 grammes d'hydrates de carbone indispensables. Ils réalisent en effet un chiffre total de 2.135 colories utilisé à l'état normal par un homme soumis à un travail moyen (bourgeois, ouvrier qui chôme, prisonnier).

A l'état de travail, cette proportion devra être augmentée d'environ moitié (3.700 calories) et réduite au contraire dans les cas de repos au lit (1.800 calories). Cette dernière ration alimentaire (1.800 calories) selon Bardet suffirait même aux besoins d'une activité moyenne.

Mais les calories ne sont pas tout dans la valeur nutritive des végétaux — il y a autre chose que des aliments susceptibles d'être évalués en quantité de travail. Les légumes frais, les fruits, les cuticules des légumineuses renferment une substance isolée par C. Funck (de Londres), et qui est la *vitamine*, sorte d'éléments-ferments détruits par l'ébullition et dont la privation provoque des désordres divers et des maladies bien définies (scorbut, béribéri, pellagre). Il existe plusieurs sortes de ces éléments : 1° Les *substances A*, solubles dans les graisses et les lipoïdes. Elles sont abondamment répandues dans le jaune d'œuf, le lait, l'huile de foie de morue. Leur carence entraine la xérophtalmie (ulcérations de la cornée qui peuvent provoquer la fonte de l'œil) et des troubles de croissance ; 2° les *substances B*, solubles dans l'eau et l'alcool, insolubles dans les graisses et les lipoïdes. Elles existent dans l'écorce des graines, les embryons de blé, la levure de bière, le jaune d'œuf, le lait, le petit lait, la lactose, l'huile de foie de morue. De tous les aliments gras, le beurre est le plus riche en ces principes. Le béribéri (polynévritique œdémateux) nait du manque de ce principe dans l'alimentation.

Les facteurs A et B sont indispensables à une croissance normale. Si l'un des deux manque, le développement est incomplet. Il manque si tous deux font défaut. La substance C ou anti-scorbutique existe dans des légumes, les fruits crus, le jus de fruits.

La substance D serait anti-rachitique et puis il en existe peut-être d'autres encore.

Ajoutons maintenant d'autres substances chimiquement différenciées qui agissent à dose infinitésimale à la façon des ferments ou des catalyseurs.

Ce sont les amino-acides et certaines substances minérales.

Parmi les amino-acides, on distingue le cryptophane qui assure l'équilibre corporel, la lysine qui est indispensable à la croissance, la tyrosine qui assure l'activité de certaines sécrétions endocraniennes (thyroïdienne, surrénalienne).

Les sels minéraux apparaissent comme des matériaux de construction. Le calcium, le phosphore, le sodium, le potassium, à doses minimes sont comme les vitamines indispensables à l'équilibre nutritif et à la croissance.

La privation de ces éléments de nutrition entraîne la maladie de carence.

La privation de la vitamine. A entraîne outre la *xérophtalmie* dont nous venons de parler, *l'héméralopie épidémique* ou cécité nocturne et peut-être, mais cela n'est pas démontré, le rachitisme, La privation de la vitamine B provoque l'apparition du syndytome *béribérique*.

La privation de la vitamine C produit le *scorbut*.

La privation des amino-acides (cryptophane, lysine) semble déterminer la *pellagre*.

La privation des sels minéraux : calcium, sodium, potassium, phosphore modifie les conditions de *croissance* qu'elle arrête.

Le *rachitisme* semble lié à une carence de phosphore et calcium associée à la carence solaire.

Ajoutons encore la carence des *hydrates de carbone* et des *corps gras*.

A côté de leur fonction calorique les hydrates de carbone disposent d'un rôle fonctionnel.

Le manque d'hydrates de carbone entraîne des phénomènes d'*acétonémie* et d'*acidose*.

La manque de corps gras appelle l'apparition de la cachexie et des œdèmes. Pour produire ces accidents, l'absence de vitamines A et B, se double souvent de la privation d'hydrates de carbone. Les carences sont multiples.

Revenons à la valeur alimentaire des différents produits utilisés dans le régime végétarien.

Pour servir d'orientation et bien que ce mode d'évaluation demeure insuffisant, rappelons ici la valeur en calories des principaux aliments telle quelle est indiquée par Pascault.

		CALORIES
100 grammes de pain..............................	=	260
2 œufs à la coque	=	160
3 cuillerées de légumes secs en purée et 20 gr. de beurre..	=	545
6 cuillerées de purée de pommes de terre avec 20 grammes de beurre et 100 grammes de lait................	=	400
6 cuillerées d'épinards ou salade cuite, avec 36 grammes de beurre..............................	=	360
1 litre de lait	=	700
150 grammes de gateau de riz	=	320
2 morceaux de sucre	=	6
50 grammes de beurre	=	385
100 grammes de vin..........................	=	50

Les sujets atteints : 1° de maladies nerveuses ; 2° de maladies des voies digestives (estomac, intestin, foie) ; 3° de maladies du cœur et des reins ; 4° de maladies de nutrition (goutte, diabète) ; 5° de maladies infectieuses (tuberculose, convalescence de la fièvre typhoïde, de la scarlatine) ; 6° d'affections cutanées (prurit, eczéma), sont tous plus ou moins justiciables de l'alimentation végétarienne.

Au médecin de prescrire une diététique en connaissance de cause.

I. MALADIES NERVEUSES. — Une règle générale inspire le médecin ; aux excités convient le régime lacté et végétarien, les déprimés se trouvent souvent mieux de la viande, des œufs et de l'alcool. Toutefois, rien n'est absolu. En cas de dépression, cherchons la cause. Certains nerveux doivent leur dépression à *un état dyspeptique* surajouté, ils tombent dans un accablement profond, ne dorment plus, prennent un teint terreux. Soumettez ces malheureux à un régime tonique par viandes, du vin, ils iront beaucoup plus mal. Le régime végétarien, au contraire, les remet fort bien en raison de l'excitation digestive moindre qu'il produit.

Pour le vin vieux, toutefois, alors que l'excitation gastrique s'est dissipée sous l'effet du régime, et des poudres bismuthées, une réserve s'impose. Le vin vieux est parfois toléré (100 à 200 grammes) à la fin des repas (blanc ou rouge, pur ou mêlé d'eau) et les sujets ne consommant pas de viande, reçoivent de cet usage du vin une stimulation générale qui est salutaire.

Dans d'autres maladies, les viandes sont tout aussi nuisibles. Ainsi l'*épilepsie* ; la viande chez de pareils sujets ne pourra être autorisée qu'en très petite quantité et au repas du midi. De même les œufs, ayant une action également excitante sur le système nerveux, ne seront tolérés qu'avec prudence. Le régime lacto-végétarien est celui qui convient le mieux. Si les malades usent de bromure — on sait que la réduction du sel alimentaire favorise l'action du médicament — il vaut mieux ne pas supprimer le sel complètement, crainte des troubles digestifs, d'autant plus aisés à produire que le bromure par lui seul doit déjà être compté comme une cause de surmenage stomacal. Une quantité de 5 grammes de sel par jour, soit environ la moitié de la dose habituellement employée, suffit à l'entretien des tissus et ne nuit pas à l'action thérapeutique.

Mêmes règles alimentaires dans la *chorée*. Pas de viandes, mais du lait, des œufs, des légumes. Pas d'excitant : café, thé, alcool. Repas léger le soir pour mieux assurer le repos de la nuit.

Dans les *psychoses*, la constipation doit être combattue avec soin. Or, la viande et les œufs la provoquent aisément. Le régime lacto-végétarien pourra à maintes reprises être institué avec avantages.

Nous n'insisterons pas sur le régime dans les diverses sortes de *neurasthénie*. Il est commandé par l'état stomacal. Il conviendra seulement de rechercher si les troubles dyspeptiques sont primitifs ou secondaires, si l'épuisement leur a fait suite ou si un état psychique a commandé leur apparition. Dans le cas de troubles dyspeptiques primitifs, le régime végétarien produit habituellement de bons résultats. Si la dyspepsie est secondaire, la viande sera supportée. Dans ce dernier cas, un changement de milieu, la fuite des soucis quotidiens, assurent d'excellents résultats. D'autres fois réusisira la prescription des repas fréquents. On ordonnera par exemple une sorte d'aliments toutes les trois heures : soit un potage, un sandwich, deux pommes de terre, quelque cuillerées de riz, une compote, etc. L'essentiel est de ne permettre qu'un plat. Chaqjue demi-heure, après chaque plat, un verre à bordeaux d'eau chaude légèrement sucrée. Très vite, les malades se remettent à digérer quand l'élément névropathique était à l'origine de leur trouble.

II. Maladies du tube digestif. — 1° *Estomac*. — Nous venons de parler des *dyspepsies nerveuses* primitives ; c'est le régime sans viandes qui convient le mieux. En général, toutes les autres formes de dyspepsie se réclament d'une formule analogue : le régime végétarien.

Ce sont d'abord les *dyspepsies secondaires à une lésion* d'unorga ne autre que l'estomac et ensuite les dyspepsies consécutives aux fautes d'hygiène alimentaire (Roux). Parmi les premières, signalons les *affections rénales et vésicales*, les *affections utéro-ovariennes*, les *tuberculeux*, les *chlorotiques*, les *cardiopathes*, les *goutteux*, les *ptosiques*. Il faut dépister la maladie première, la combattre de son mieux, intervenir localement chez les urinaires, les utérines ; réduire la ration alimentaire des tuberculeux, combattre la constipation des chlorotiques, ordonner la digitaline aux cardiaques, l'exercice aux goutteux, faire porter une ceinture aux ptosiques. Le régime lacto-végétarien sera conseillé dans toutes ces formes.

Les *dyspepsies par faute d'hygiène alimentaire* guérissent avec la réduction des aliments, la suppression des aliments irritants et toxiques, la régularité dans l'heure des repas, une mastication soigneuse. Il n'est point nécessaire d'interdire la viande pour longtemps. Mais le régime suivant pourra être suivi pour une quinzaine.

Menu pour dyspeptiques

Petit déjeuner. — Café au lait. Deux biscottes de 10 grammes. Beurre frais, 5 grammes.

Déjeuner du midi. — Nouilles (environ 100 grammes), purée de lentilles (environ 100 grammes) ou de pommes de terre, de légumes verts bien cuits, écrasés et passés en purée. Gâteau de riz ou de semoule. Crème à la vanille (100 grammes). Un œuf à la coque peut remplacer les purées ou les nouilles. Compotes de pommes, ou de poires, ou de pêches, ou de prunes, ou de myrtilles (50 grammes) ou flans. Pas de fruits acides. Trois biscottes ou 45 grammes de pain grillé.

Goûter. — Thé au lait sucré : une tasse. Deux biscuits secs. Ajoutons toutefois que dans les cas d'excitation avec paresse gastrique, ce goûter est souvent mal toléré. M. Hayem a judicieusement insisté sur les bienfaits de sa suppression.

Dîner. — Potage aux légumes (environ 200 grammes). Purée de pommes de terre ou riz bien cuit (environ 150 **grammes**). Soufflé à la vanille. Deux biscottes ou 20 grammes de pain **grillé**.

Un verre d'eau aux repas. Une tasse de camomille chaude ou de décoction d'orge ou une tasse de tisane d'orge germée (cette **dernière** préparée au bain-marie) après le repas.

S'étendre une demi-heure après le repas et se livrer à des contractions des parois abdominales, le corps arcbouté, la tête **rejetée en** arrière. Trois, quatre contractions à la suite, de manière à faire **sangle** sur l'estomac ; interrompre quelques minutes et recommencer. **Des** renvois gazeux se produisent, la pesanteur stomacale se dissipe, le **ma-** lade se sent mieux.

Il ne faut pas trop insister sur le poids approximatif des **aliments.** Obsédés par la préoccupation de leur régime, les malades **devien-** draient vite des inquiets, des anxieux, voire des hypochondriaques. Craignant à tout instant d'avoir dépassé la mesure, ils fatigueraient incessamment le médecin de leurs scrupules et de leurs plaintes.

Dans les dyspepsies, maintes fois, nous avons affaire à l'*hyperchlo-* *rhydrie*. Celle-ci nécessite ordinairement un régime lacté de huit à dix jours. Le régime végétarien fait suite pour une période équiva- lente, tel que nous venons de le décrire.

A l'*ulcère de l'estomac*, est opposé un triple régime alimentaire : 1° Quand il y a hémorragie ou vomissements, suppression de tout aliment ou boisson pendant quelques jours, des injections sous- cutanées de sérum glycosé (150 grammes matin et soir), de petits lave- ments de 150 grammes de sérum glycosé, voire le goutte à goutte rectal toutes les six heures, éviteront la déshydratation (du troisième au huitième jour). On n'usera point de sérum chloruré, ce dernier risquant d'exagérer l'hyperchlorhydrie qui accompagne l'ulcère ; 2° régime lacté environ un mois à six semaines (monter peu à peu de 500 grammes de lait à 2 litres ; adjoindre peu à peu un à deux potages au lait sucrés) ; 3° régime lacto-végétarien pendant cinq ou six mois et davantage. De temps à autre, faire examiner les gardes-robes (hémorragies occultes). Tant qu'elles renferment des traces de sang, et qu'il n'existe pas d'hémorroïdes saignantes ni aucune autre ma- ladie capable de donner lieu à un écoulement de sang (épistaxis, cirrhose du foie, purpura), ne permette ni œufs, ni viande et recommander un repos prolongé.

2° *Intestin.* — Les *entérites aiguës* se trouvent surtout bien de la diète hydrique et des boissons théiques. Viennent ensuite les potages légers à l'eau avec des farines de riz, de froment, d'arrowroot, des panades légères. Plus tard, potages au lait bouillies, purées, pâtes alimentaires. Se souvenir que le lait est d'ordinaire mal toléré.

Dans les *entérites chroniques*, la suppression de la viande est habituelle ; les œufs même ne seront permis qu'avec mesure ; les albuminoïdes favorisent en effet le développement des microbes de la putréfaction et aggravent de ce fait l'irritation de l'intestin. Le lait est souvent mal toléré : le kéfir (n°ˢ 2 et 3), le lait caillé le remplacent. Les *aliments farineux* représentent les aliments antipudrides par excellence : macaronis, nouilles, vermicelle, pâtes d'Italie, préparés sans œufs, pommes de terre cuites à l'eau, à la vapeur, au four, servies avec un peu de beurre frais ou pommes de terre en purée, légumes secs (haricots, pois, lentilles, fèves, bien cuits et servis en purée passée au tamis), pain grillé, biscuits secs, puddings, soufflés, crèmes renversées, bouillies à l'eau ou au bouillon de légumes avec des farines de céréales : froment, orge, avoine, riz, maïs, farines maltées, semoule, tapioca, manioc, arrow-root, cacao à l'avoine, mélange de farine d'avoine et de cacao dégraissé.

Le malade fera quatre repas par jour, deux grands et deux petits.

PETIT REPAS :

	Potages épais, farineux :
8 *heures*	2 biscottes ;
et 4 *heures*	Confitures de coings ou de myrtilles ;
	Eau ou kéfir : 1/4 de litre.

GRAND REPAS :

	Poissons maigres bouillis (sole, merlan, colin, etc.) avec jus de citron et beurre frais, pâtes alimentaires avec beurre frais ; purées ;
Midi	Pudding, soufflé, marmelade, pain grillé. Ne pas boire pendant le repas ;
	Une tasse d'infusion de camomille, tilleul, feuilles d'oranger, menthe d'orge germée (cette dernière préparée au bain-marie), chaude à la fin du repas (150 *gr.*).
7 *heures*	Potage à l'eau ou au bouillon de légumes, pâtes, légumes, secs ou verts, pain grillé ;
	Infusion chaude à la fin du repas (150 *gr.*).

A 10 *heures du soir*, infusion chaude de feuilles d'oranger (150 gr.).

S'il y a de la constipation, insister sur les potages à la farine d'avoine au bouillon de légumes, le petit lait, le lait caillé, au petit déjeuner, additionné de lactose ; au dessert, marmelade de fruits frais.

La *constipation* peut exister en dehors de toute entérite concomitante. C'est même l'inconvénient pour lequel le malade réclame l'avis le plus commun : un régime alimentaire bien compris en vient d'ordinaire à bout. On sait que les viandes et les bouillons de viande sont constipants ; les œufs constipent (surtout le blanc d'œuf). Le lait constipe parce qu'il ne laisse guère de déchets ; par contre, relâchent : le kéfir n° 1, le lait caillé, le petit lait, le babeurre, les fromages frais. La lactose, le beurre, une cuillerée d'huile d'olive prise avant le repas sont laxatives. De même la farine de son une cuillerée à soupe après le repas dans de la marmelade de pruneaux. Dans les céréales, l'orge, l'avoine relâchent, le riz constipe. Le pain de campagnards, le pain de son, de seigle, jouissent des propriétés laxatives. La cellulose que contiennent les légumes et qui passe comme un corps étranger à travers l'intestin, est laxative : les légumes verts, riches en cellulose, choux-fleurs, choux, épinards, salades, combattent mieux la constipation que les légumes farineux. Les *graines de psyllium* (une forte cuillerée à soupe, aux repas, dans un verre d'eau), la *graine de lin*, la *coréïne en paillettes*, sont souvent employées à titre de laxatif journalier. Les fruits sont utiles. Seuls les coings, les nèfles, les myrtilles constipent.

On sait que les fruits crus sont plus laxatifs que les fruits cuits ; prendre à jeun un fruit (raisin, poire, orange) est une manière simple de se procurer une garde-robe. Dans les desserts, le miel, les *compotes de pruneaux* (on peut faire cuire quelques *follicules de séné* (4 à 8) dans les pruneaux), le pain d'épices sont laxatifs. Le chocolat et le cacao constipent. C'est peut-être dans cette action constipante qu'il faut chercher la raison des troubles digestifs que présentent les nourrissons nourris avec des farines alimentaires où entre le cacao.

On a invoqué, pour expliquer ces accidents, la présence de théobromine ou d'acide oxalique dans le cacao. C'est chercher bien loin, étant données les faibles doses ingérées. L'action constipante est une raison suffisante.

Les boissons chaudes sont recommandées aux dyspeptiques. Or, la plupart des infusions chaudes constipent : thé, feuilles d'oranger, camomille, tilleul. Echappent à cet inconvénient les infusions de chiendent, de pensée sauvage, de frêne.

Le vin rouge, contenant du tannin, constipe. Sont laxatifs, au contraire, le vin doux, le cidre, la bière, l'extrait de malt.

En sorte que tous ces éléments d'appréciation nous permettent de prescrire aux constipés le menu suivant :

Menu d'un constipé

A jeun : Une livre de raisin, deux poires ou du ferment de raisin (2 cuillerées à soupe par verre d'eau).

Petit déjeuner, demi-heure après : Café au lait, miel, beurre, pain de seigle.

Déjeuner de midi : Hors d'œuvre, olives, radis, céleri, beurre frais. Côtelettes, jambon, volaille rôtie (éviter les sauces, civets, ragoûts). Pudding à l'avoine. Fruits cuits. Pain de seigle, 2 verres de cidre doux. Une cuillerée à soupe de farine de son après les repas dans de la marmelade de pruneaux.

Goûter. — Pain d'épices, lait caillé.

Dîner : Portage aux légumes, omelette aux épinards, légumes verts. Salades.

Pruneaux, oranges.

Cidre.

Les *hémorroïdaires* si souvent constipés se réclament d'un régime analogue qui peut encore convenir aux convalescents d'*appendicite* ou de *typhlite*. A ces derniers, nous recommandons en général, au premier déjeuner et à 4 heures, une tasse de lait caillé. C'est un bon moyen de combattre l'inflammation intestinale et de favoriser les gardes-robes.

3° *Foie.* — Une première règle, quelle que soit la nature du régime : ne pas donner de trop fortes quantités, toute suralimentation produit du surmenage hépatique. C'est une considération d'autant plus importante qu'elle vise des sujets souvent en fort bon appétit.

La viande, si elle est autorisée au repas de midi, ne l'est jamais à la reprise immédiate d'une alimentation solide chez les ictériques ni dans les cirrhoses. Il faut le régime lacto-végétarien. Lait, œufs frais, pommes de terre, légumes secs, verts, pâtes, entremets, fromages frais peu gras. On a recommandé le lait écrémé : dans les périodes aiguës, soit ; plus tard le lait ordinaire est très bien toléré. Quant aux viandes elles-mêmes, elles sont très inégalement indiquées. Les viandes grasses (oie, canard, porc), sont à rejeter et de même le gibier à poil (chevreuil, sanglier, lièvre), les poissons gras (saumon, hareng, maquereau, anguille). Les œufs, mauvais en général, perdent leur nocivité par l'adjonction du sucre. Ils seront autorisés dans les crêmes, les soufflés, les entremets en général (Noel Fiessinger et H. Walter).

Concédons qu'au cours de la *cirrhose* même, le lait n'est point toujours sans inconvénient. Tout d'abord il faudra le donner écrémé et de ce fait sa puissance nutritive est très affaiblie. De plus il sera ordonné aux faibles doses (50 grammes toutes les demi-heures) pour éviter des crises hémo-clasiques (Noel Fiessinger). Albert Robin lui reprochait de ne pas relever l'activité de la cellule hépatique, et lui préférait le régime lacto-végétarien. Sans doute et cela au bout de quelques semaines ; au début, le repos absolu au lit et le lait (1/2 litre par jour) sont toujours le meilleur régime diététique des cirrhoses.

Quand le régime végétarien sera institué, le malade allant mieux, choisira de préférence les légumes à cellulose qui sont des stimulateurs hépatiques et exercent une action laxative (salade cuite, endives, pissenlits cuits, haricots verts, céléris raves, artichauts, tomates, poireaux), les légumes seront cuits à l'eau, additionnés de beurre frais ou d'une sauce blanche. Eviter les légumes indigestes : choux, navets, radis, concombres, champignons ; l'oseille est trop chargée en acide oxalique. Les épinards, théoriquement, sont condamnés pour la même raison ; moins riches en acide oxalique que l'oseille, ils sont généralement bien supportés. Les fruits cuits sucrés sont excellents ; les fruits crus également, si l'estomac les digère. Se méfier en particulier des dattes, des groseilles, des noix, des amandes.

Peu de graisses dans les aliments. Le beurre est le mieux toléré des corps gras. Eviter les condiments acides, vinaigre, cornichons, ail, oignons. Le citron est autorisé, la tomate (quand l'estomac la digère).

Pas d'épices, poivre, moutarde, pas d'olives (elles sont trop grasses), pas de vin, de bière, de cidre. Eau comme boisson, eaux alcalines de temps à autre (Vichy, Vals, Pougues).

Peu de chocolat.

Dans la *lithiase biliaire*, il vaut mieux proscrire les œufs et les aliments riches en cholestérine (cervelles, œufs, graisses, ragoûts, rognons, foie de veau), bien que l'ingestion de cholestérine n'augmente pas forcément les proportions de cette substance dans la bile (Chauffard. Naunyn, Doyon et Dufour), et que la cholestérine des calculs provienne en grande partie de l'épithélium de la vésicule infectée. C'est l'infection chronique atténuée de la vésicule qui surtout produit la lithiase, mais la cholestérine elle-même joue un rôle prédisposant indéniable quand elle existe en quantité surabondante dans le sang.

Pour combattre l'infection, rien de mieux que le régime lacto-végétarien, on multipliera de plus les repas pour éviter la stagnation de la bile dans la vésicule et des boissons abondantes seront prises en dehors des repas pour diluer la bile dans la vésicule.

Menu d'un lithiasique biliaire

En sorte que quatre repas pris dans le jour pourront être ordonnés ainsi qu'il suit :

Petit déjeuner : Lait sucré écrémé, pain grillé.

Déjeuner de midi : Les huit jours après la crise, pas de viande, mais un plat de pâtes, de riz, de pommes de terre, de légumes frais Entremets sucrés, fruits crus ou cuits. Un verre d'eau ou de vin mêlé d'eau. Après le repas, infusion chaude.

A 4 heures : Lait caillé ou lait écrémé.

A dîner, 7 heures : Potages aux légumes, légumes frais, fruits cuits. Un verre d'eau.

Après le repas, lait caillé sucré.

A 10 heures du soir, infusion chaude.

III. Maladies du cœur et des reins. — Dans les maladies du cœur tant que l'organe ne fléchit pas et si les reins ne sont point touchés, une alimentation habituelle est bien tolérée. On recommandera simplement la modération dans la quantité des aliments solides et des boissons et un repos d'une demi-heure après les repas.

Plus tard, lorsque le cœur s'est laissé distendre et que le foie se congestionne, les régimes hydro-lacté, lacté, sont employés pendant une huitaine, Puis, on recourt au régime lacto-végétarien.

Menu d'un cardiaque hyposystolique

Au premier *déjeuner et à 4 heures* : Café au lait ou cacao au lait (150 grammes), 20 grammes de pain grillé.

A midi : Un plat de pâtes, de purée, un entremets, un verre d'eau ou de vin mêlé d'eau, 50 à 100 grammes de pain grillé. Au bout d'une quinzaine, œufs brouillés, des poissons maigres bouillis (sole, merlan, colin, etc.) avec jus de citron et beurre frais à midi.

A 7 *heures* : Potage au lait ou aux légumes, un œuf, un verre de lait ou d'eau, 30 grammes de pain. Le repas du soir doit toujours être peu abondant.

Les cardiaques doivent très peu manger et ne jamais boire plus de 1.000 à 1.200 grammes de liquide dans les vingt-quatre heures. S'ils maigrissent, c'est tant mieux. Leur cœur aura moins de chairs à irriguer et s'il est surchargé de graisse, se débarrassera de cette entrave et se contractera plus aisément.

Les *maladies des reins* à la période aiguë réclament également le régime hydrique, hydro-lacté et lacté. La *néphrite chronique avec bruit de galop cardiaque* s'accomode du régime des cardiaques ; la *néphrite chronique sans galop cardiaque et avec œdèmes* veut le régime lacto-végétarien déchloruré ; à la rigueur, un peu de viande à midi (60 grammes de viande grillée ou rôtie deux fois par semaine et si l'azotémie ne dépasse pas 50 à 60 centigrammes). La viande sera encore tolérée dans les *néphrites albumineuses simples sans œdèmes.* Seulement on la fera précéder dans tous les cas par l'institution du régime lacto-végétarien poursuivi pendant quelques mois.

Menu d'une néphrite albumineuse sans œdème

Au premier déjeuner et à 4 heures : Lait : 250 grammes, pain 30 grammes, 10 grammes de beurre.

Au déjeuner de midi : Pommes de terre, légumes secs, pâtes (au beurre). Les asperges sont défendues en général. Nous avons vu von Noorden les recommander à un malade et, depuis nous les autorisons sans inconvénient. Pudding au riz, marmelade de pomme, 100 grammes de pain, 300 grammes d'eau.

Dîner : Potage maigre (légumes ou pâtes), 300 grammes, 1 œuf frais, à la rigueur 2 œufs, beurre 10 grammes, nouilles 150 grammes, poires cuites, pain 50 à 100 grammes, 300 grammes d'eau. Un peu de vin est souvent toléré à midi (15 à 20 centilitres). Saler peu (environ moitié moins qu'à l'état normal).

IV. Maladies de nutrition (artritisme, goutte, lithiase rhénale, migraines, diabète).

L'alimentation de l'*arthritique* a fait l'objet de travaux suivis et intéressants (Pascault). Ces sujets n'ont point besoin d'un régime aussi substantiel qu'un individu normal. La ration sera augmentée d'un tiers ou de moitié en cas d'exercice ou de fatigue. Le menu sera celui des goutteux en général.

Le régime du *goutteux* sera en majorité végétarien ; les légumes verts sont préférables aux légumes secs, lesquels ne seront consommés qu'avec modération, car ils renferment, à côté d'hydrates de carbone, une certaine quantité d'albumines et de nucléo-albumines (purines). La pomme de terre, les pâtes, sont excellentes. Le pain acidifie les humeurs et favorise la précipitation de l'acide urique (A. Gautier) ; le goutteux n'en consommera pas plus de 150 à 200 grammes par jour. Les salades, les légumes verts, les tomates, sont utiles ; la quantité de nucléo-albumines renfermés dans les asperges est trop faible pour en interdire l'emploi. Le riz expose à la gravelle urique et aux calculs, l'oseille sera interdite en raison de sa richesse en acide oxalique. Les fruits acides ne sont pas nuisibles, car ils se transforment en sels alcalins. Le jus de citron jouit même d'une grande vogue : il a le seul tort, à hautes doses, d'abîmer aisément l'estomac.

Le régime végétarien n'est point indispensable tout le temps ; mais dix à quinze jours de cette alimentation dans le mois auront pour avantage d'éloigner les crises de goutte, si toutefois le malade y consent.

Car le goutteux très ponctuel en matière de médicaments, n'écoute rien, dès qu'on lui parle de régime.

Un peu de viande (volaille, poisson, jambon, viandes de boucherie) seront tolérés en petite quantité au repas de midi ; les médecins anglais insistent sur cette particularité que pris à doses modérées, la plupart des aliments sont permis.

C'est de la quantité alimentaire surtout que doit se défendre le goutteux. Dans les campagnes la goutte n'existe guère. Les habitants consomment du vin, voire de l'alcool. Ils ne sont pas goutteux. Alors même qu'une cause essentielle de goutte, l'empoisonnement par le plomb (saturnisme) existe du fait de la profession, l'apparition de la goutte fait défaut. Les montagnards du Jura étaient jadis empoisonnés par les poussières qui se dégagent des roues en plomb sur lesquelles ils taillaient des pierres précieuses (lapidaires). La viande ne figurait pas sur leurs tables ou au plus une à deux fois par semaine. Ils n'étaient point goutteux (Ch. Fiessinger). Comme boisson, eau ou vin mêlé d'eau aux repas (200 grammes de liquide). Mais des boissons aqueuses — un verre d'eau d'Evian ou de Vittel — infusions de queues de cerise, chiendent, seront en plus ordonnées entre les repas (à 10 heures, à 4 heures et au coucher), de manière à favoriser l'élimination des déchets uratiques. A faible dose, seront permis le thé, le café, le chocolat.

La *lithiase rénale* et les *migraineux* accepteront un régime analogue.

Menu d'un goutteux

Premier déjeuner : Lait, 30 grammes de pain.

Déjeuner : Hors d'œuvre, œufs à la coque, macaroni au gratin ou pommes de terre, marmelade de fruits, biscuits, viandes grillées ou rôties (sans jus ni sauce), poisson, volaille, 60 à 150 grammes rôtie, jambon, 100 grammes de pain.

4 heures : Thé léger, 30 grammes de pain, 10 grammes de beurre.

Dîner : Potage maigre aux légumes, riz ou salades cuites, crèmes cu cuites, oranges ; boisson, comme à midi, 100 grammes de pain.

En plus, à 10 heures du matin et à 10 heures du soir : une infusion de chiendent.

Les *diabétiques*, en général ,consomment plutôt des viandes que des hydro-carbones. La *cure de pommes de terre* donne des résultats très incertains ; encore n'est-elle jamais prescrite qu'avec des viandes. La *cure lactée* poursuivie pendant huit à quinze jours peut faire disparaître le sucre, chez certains diabétiques obèses et gros mangeurs ; la *cure de farine d'avoine* recommandée par von Noorden : 250 grammes de farine par jour, 40 grammes de beurre, 2 œufs, est mal tolérée, donne des troubles digestifs et, à leur défaut, n'assure que des effets curatifs très douteux. Les diabètes graves avec menace de coma se trouvent mieux de la cure lactée que de la cure à la farine d'avoine. Et puis nous avons aujourd'hui l'insuline pour arrêter les troubles. La cure par le *régime gras* offre les mêmes inconvénients que la cure à la farine d'avoine ; il faut des estomacs allemands pour la tolérer ; citons, par curiosité, un de ces régimes par cure de légumes et de graisses que von Noorden intercale un jour par semaine dans la nourriture des diabétiques.

Menu du jour de légumes

Premier déjeuner : 500 grammes d'asperges, 40 grammes de beurre, 60 grammes de lard ou deux cuillerées à bouche d'huile de sésame.

Deuxième déjeuner : 300 grammes de choux frisé cuit avec 50 grammes de lard coupé par petits morceaux.

Repas de midi : 100 grammes de lard avec 150 grammes de chou rouge.

4 heures : 50 grammes de lard ou 40 grammes de beurre avec 130 grammes de choux-fleurs.

Souper : 350 grammes de haricots verts avec 40 grammes de beurre et 60 grammes de lard.

L'institution d'un semblable régime, qui réussit à von Noorden, prouve que les estomacs allemands sont doués d'une vertu de résistance qui manque à nos estomacs français. 300 grammes de lard dans la journée, quel tonneau de vituailles ! Et cela passe. La supériorité germanique est là ! L'insensibilité de la muqueuse gastrique tolère des tonneaux de bière et des kilogs de graisses.

Pour les estomacs latins, nous préférons un jour de régime hydrique par semaine. Les sujets vigoureux s'en accommoderont aisément et s'en trouveront mieux que du régime au lard.

V. MALADIES INFECTIEUSES. — La *tuberculose* passe par de singulières phases. Il n'est pas de maladie que les courants de la mode bous culent avec un tel caprice ; hier la suralimentation carnée, aujourd'hui le régime végétarien. La sagesse est de ne verser dans aucun excès de système. De la viande sans doute, et des légumes, des pâtes mais toujours de manière ne pas fatiguer l'estomac du sujet Si l'appétit est perdu, varier les mets ; le régime lacto-végétarien ne convient que dans les cas d'intolérance gastrique ou intestinale. En pareil cas, le malade pourra, pour huit à quinze jours, se soumettre au régime que nous avons indiqué plus haut pour les dyspeptiques.

On commence l'alimentation dans la *fièvre typhoïde* quand la fièvre tombe au-dessous de 37 degrés ; le premier jour, un potage ; le second jour, deux potages, puis un œuf, des crèmes cuites, des pâtes, des purées de pommes de terre. La première viande (poisson au court-bouillon), puis jambon, puis volaille rôtie, est autorisée huit jours après le potage.

Dans la *scarlatine*, il vaut mieux pendant les vingt-cinq premiers jours de la convalescence n'ordonner qu'un régime lacto-végétarien avec laitages pommes de terre, riz, pâtes alimentaires, entremets, fruits cuits.

Les convalescences des autres maladies infectieuses réclament, au contraire, assez vite des aliments azotés — poisson, cervelle ,ris de veau, jaunes d'œufs — pour réparer les déperditions des matières albuminoïdes effectuées pendant la période fébrile.

Seulement, nous entrons alors dans les indications du régime carné et non plus végétarien.

VI. MALADIES CUTANÉES. —-Le *prurit* est un symptpôme commun à nombre d'affection et l'*eczéma*, l'*acné*, l'*urticaire*, la *furonculose* sont les maladies qui s'accommodent le mieux du régime végétarien. Un des régimes précédemment indiqués convient. On aura simplement le soin d'y adjoindre l'inter"iction des condiments (poivre, moutarde, muscade, etc.), et des boissons alcooliques ou excitantes (thé, café. Des laxatifs quotidiens sont indiqués (une cuillerée à café de *sulfate de soude*, quinze à vingt matins de suite, tous les mois ou tous les deux mois). Cela réussit mieux que toutes les applications externes bien plus incertaines d'action. Particulièrement pour l'eczéma, M. Gougerot a démontré qu'il ne constituait en réalité qu'une réaction de défense qui éliminait par la peau un ensemble de substances toxiques résultant d'une nutrition viciée.

———

V

LE RÉGIME CARNÉ

Bien moins encore que le régime végétarien, le régime carné ne peut être ordonné à titre *exclusif*. Cantani l'a recommandé dans le diabète : c'est une faute. Les malades soumis à une semblable alimentation sont de ce fait exposés au coma diabétique. Aussi, ne parlerons-nous tout de suite que pour le proscrire, de ce régime où la viande, les poissons et les graisses composaient à eux seuls les menus de la table.

Si bien que la seule maladie où le régime carné ait été recommandé se trouve fort mal de cette alimentation exclusive. A l'état normal et dans nombre d'état morbides, la viande réclame sa place, mais toujours associée à des végétaux.

Dire qu'au moment de la croissance, elle favorise le développement de l'intelligence, est une assertion formulée par Herbert Spencer : « La vivacité physique et intellectuelle de l'enfant du paysan, écrivait-il, est infiniment inférieure à celle du fils du gentleman. » Et le philosophe anglais déclarait que la consommation de la viande par les classes plus favorisées leur valait l'avantage de cette supériorité mentale. En quoi Herbert Spencer s'est trompé, comme il l'a fait trop souvent dans son œuvre, où l'abus des générations prématurées l'a conduit à l'adoption de conclusions affirmatives qui ont été démenties le lendemain. Ce qui fait la supériorité d'une classe sociale, ce sont ses aptitudes intellectuelles et affectives. Celles-ci constituent un attribut héréditaire. Si les régimes alimentaires agissent, ce n'est qu'à la longue et quand surviennent des modifications provoquées par le régime alimentaire dans le fonctionnement du sympathique.

En fait, l'abus de la viande offre à l'état normal de nombreux inconvénients. Il exerce une influence fâcheuse tant sur le tube digestif que sur les échanges organiques. Sur le tube digestif on note l'*hyperchlorhydrie* et la *constipation* ; l'*entérite muco-membraneuse* et l'*appendicite* peuvent faire suite. Une réserve toutefois à l'occasion de ces deux dernières maladies. L'entérite muco-membraneuse s'observe surtout chez les nerveux et une influence familiale prédispose à l'appendicite. Nombre de gros mangeurs de viande échappent tant aux troubles digestifs qu'à cette double complication d'appendicite et d'entérite muco-membraneuse.

Seulement, s'ils franchissent sans encombre l'état digestive, ils sont arrêtés par les troubles nutritifs qui les guettent. Les mangeurs de viande produisent trop d'urates ; la goutte et la lithiase rénale ne les épargnent pas.

A l'état morbide, le danger est encore plus grand. Rien de fâcheux pour les hépatiques et les rénaux comme l'usage surabondant de viandes, surtout lorsqu'elles sont composées de charcuterie et de gibier. L'insuffisance hépatique et l'urémie ne tardent pas. Quant au traitement de l'*ictère* par la viande rouge saignante (Paul Chevallier) nous ne parlons de cette tentative que pour ne pas en recommander l'emploi.

A l'état normal un régime superazoté trouve toutefois ses indications. Tout d'abord la croissance en bénéficie et ensuite la grossesse, l'allaitement, l'entraînement sportif.

En état de maladie, certains sujets réclament également un régime carné mitigé par l'adjonction des légumes.

Signalons tout d'abord deux maladies de nutrition : le diabète et l'obésité. Joignons ensuite des maladies infectieuses, telles que la tuberculose, la convalescence des maladies aiguës, certaines anémies.

1° DIABÈTE. — Si le régime carné excessif de Cantani est mauvais, la viande ne figure pas moins en place très importante sur la table du diabétique : viandes de boucherie, volaille, jambon, poisson, crustacés, tout est permis. Leur quantité sera un peu plus considérable que chez un sujet sain. A l'état normal, un chiffre d'albumine de 1 gramme par kilogramme de poids est largement suffisant. Pascault considère même ce chiffre comme exagéré ; lui-même dans son régime habituel ne sonsomme que 0 gr. 70 par kilogramme corporel. Le diabétique peut dépasser la limite de 1 gramme d'environ moitié, soit 1 gr 5, à 1 gr. 6 par kilogramme (Von Noorden). Il est difficile de fixer des chiffres précis ; mais une dose de 100 à 200 grammes de viande constitue une moyenne en général convenable.

Quant *aux graisses*, elles sont d'autant plus indispensable que les hyc' ~s de carbone étant réduits dans l'alimentation, il faut un autre com~ .tible pour entretenir la calorification. Le beurre incorporé en abondance aux aliments sera, en plus, servi frais sur la table, les salades seront fortement huilées : les sauces mayonnaises relèveront les goûts des viandes et des poissons ; la crème fraîche servira à la fois à faire des sauces, assorties aux jaunes d'œuf et sera prise dans le thé et le café, en guise de lait. Les soupes au lard, les choux au lard, ou autres aliments gras, les fromages de Gruyère, de Hollande, Gervais, petit suisse, bondon (40 à 100 grammes par jour) sont préférables aux fromages forts (Roquefort, Camembert, Brie) qui ne peuvent, à moins d'irriter le tube digestif, être consommés qu'à très petites doses. Quant aux œufs, riches en albumine et en graisse, le diabétique en prendra 3 à 4 par jour.

On sait l'importance des légumes verts dans l'alimentation du diabétique. Quant aux aliments hydro-carbonés, la pomme de terre tient la tête (100 à 300 grammes par jour), les légumes secs qui renferment une forte proportion d'albumine, le riz, pourront être prescrits en petites quantités, les jours où le malade ne prendra pas de pommes de terre. Les tolérances individuelles règleront la quantité permise. Quant à la comparaison d'hydrates de carbone que renferment les différents aliments, on se rappellera que 250 grammes de pommes de terre correspondent à 95 grammes de riz. Il faudra donc un chiffre quatre fois moins considérable de riz, quand on songera à substituer ce dernier aliment aux pommes de terre. Les légumes secs (pois, lentilles, fèves) se réclament de chiffres qui se rapprochent de celui de riz.

2° Obésité. — La plupart des régimes contre l'obésité préconisent les viandes ; les hydro-carbones figurent en quantité réduite.

Dans le régime d'Oertel, il y a la à fois réduction des graisses, des hydro-carbones et des boissons. Les albumines ont ordonnées à haute dose (environ 450 grammes de viande). Le régime de M. A. Robin est le plus communément employé : viandes, aliments herbacés, œufs, thé léger comme boisson aux repas et dans l'intervalle, 30 grammes de pain aux repas de midi et du soir.

Des viandes seront ordonnées non grasses, car la cuisine des obèses doit être faite avec le moins de graisse possible.

Quant aux hydrates de carbone qui produisent la majorité des graisses de l'organisme (86 %), ils seront presque totalement supprimés.

Des boissons seront données aux doses habituelles, de préférence à jeun et en dehors des repas ; le sel sera diminué d'environ moitié.

Menu d'un obèse

Le régime alimentaire pourra donc être ordonné suivant le type suivant :

Petit déjeuner. — Un œuf, une biscotte de 10 grammes, 150 grammes de thé léger sans sucre.

Repas de 10 heures. — 250 grammes de bouillon dégraissé ou un œuf et un verre d'eau chaude non sucrée.

Repas de midi. — Hors-d'œuvre (céleri, concombre, cornichons, tomates, radis, 30 grammes).

Viandes (de boucherie, volaille, poisson, jambon) dégraissées, rôties, grillées, bouillies, chaudes ou froides, 80 grammes à 120 grammes. Peu saler en général.

Légumes verts préparés avec 5 grammes de beurre (choux-fleurs, haricots verts salades cuites, endives, chicorée, épinards, tomates, céleri, environ 200 grammes.

Salade verte, 100 grammes (avec très peu d'huile), une pomme.

40 grammes de pain.

100 grammes de vin, 200 grammes d'eau.

A 4 heures. — Thé léger et chaud sans sucre (150 grammes).

Dîner 7 heures. — Viandes (de 40 à 80 grammes), gigot froid dégraissé, volaille, légumes verts 200 grammes,

Une pomme.

40 grammes de vin, 100 grammes d'eau.

30 grammes de pain.

A 9 heures. — Une infusion de tilleul sans sucre (150 grammes).

Soit environ 150 grammes à 180 grammes de viande, le reste de l'alimentation étant principalement composé de légumes verts.

On peut remplacer la viande d'un repas par 2 œufs, ou 50 grammes de lentilles, de fèves ou de pois secs.

Si le sujet est constipé, donné au coucher, en place de l'infusion de tilleul, une *infusion de séné* (6 à 8 follicules lavés dans l'alcool ou une décoction de *Rhamnus frangula* (3 à 5 grammes).

Il est important de ne point faire maigrir au-dessous d'un certain chiffre. Comme nous l'avons démontré ailleurs, l'obésité est une réaction de défense de l'organisme ; la graisse emprisonne les substances toxiques résultant d'une nutrition viciée.

On fera maigrir le sujet jusqu'à la disparition des troubles que lui vaut son embonpoint. Pour chaque malade, ces chiffres de réduction sont variables ; pour les uns, 5 kilogs sont suffisants ; pour d'autres, il faut aller à 20, 40, 50 kilogs.

Dépasser les limites de tolérance indiquées par la disparition des symptômes liés à l'obésité, est provoquer l'apparition de troubles divers (rhumatismes, sciatique, goutte, eczéma, néphrite interstitielle).

Le médecin ne tombera pas dans une pareille faute.

3° TUBERCULOSE PULMONAIRE. — On est revenu du dogme de la suralimentation : elle produit des troubles digestifs (dyspepsie avec hypersécrétion ou atonie gastrique, gastro-entérite, congestion hépatique), de l'albuminurie, des éruptions cutanées (acné, eczéma, urticaire, furonculose), elle aggrave les symptômes respiratoires, détermine des poussées congestives et des hémoptysies, entraîne, à une échéance plus lointaine, de la lithiase rénale, du diabète, de l'obésité, de la goutte. Et pourtant le régime qui est responsable de tous ces maux, a été célébré comme le grand, l'unique, et la suprême des merveilles. Il y a de quoi rendre modeste.

Puissent les maîtres de l'avenir ne pas se rendre coupables de somblables bévues et observer aveec plus d'attention avant de conclure !

Tout d'abord, avant d'instituer un régime, sachons qu'une formule unique ne règle pas la nutrition des tuberculeux : elle diffère suivant l'état fébrile, celui du tube digestif, la présence des complication (Marcel Labbé).

La fièvre du tuberculeux fait de la dénutrition, de même le mauvais état des voies digestives, de même encore l'état avancé de la maladie. A ce moment, le tuberculeux ne digère pas la viande : insister, c'est aggraver son état.

D'autre part, l'état d'embonpoint même du sujet vaudra quelques différences. Un sujet qui pèse un poids normal, devra se maintenir en équilibre pondéral ; s'il engraisse, veiller à ne pas dépasser la normale, sinon de nouveaux accidents pourront se faire jour. Si la tuberculeux est obèse, instituer prudemment un régime d'amaigrissement et jamais au moment d'une poussée fébrile.

L'amaigrissement se produit-il spontanément ? En rechercher les causes. Il peut déprendre d'un trouble dyspeptique, d'une insuffisance alimentaire. Auquel cas les fonctions digestives seront stimulées, et la quantité d'aliments augmentée. L'amaigrissement est encore provoqué par la fièvre et l'intoxication tuberculeuse ; il sera combattu par le repos au lit et l'alimentation sera moyennement azotée. On hésitera à prescrire des rations excessives de viande, ne fussent-elles ordonnées qu'à titre temporaire. Et cette prudence est d'autant plus avisée qu'on s'aperçoit de plus en plus du danger des viandes à hautes doses.

Ce danger pour quelques-uns est même devenu un épouvantail. Ils ont proscrit toute espèce de viande. Seulement, soumettre les tuberculeux au régime lacto-végétarien exclusif, c'est tomber d'un excès dans l'autre ; trop de viande fait du mal, c'est entendu ; mais le régime lacto-végétarien ne nourrit pas assez et l'appliquer d'une façon exclusive est verser dans une autre faute.

En général, la nourriture sera celle d'un sujet sain qui adjoindra à son régime habituel environ 100 grammes de viande pulpée crue et 2 à 4 œufs par jjour. Dépasser ces doses, c'est pousser à la désassimilation qui menace toujours le malheureux.

Un menu pourra donc être réglé de la façon suivante, à raison de quatre repas dans le jour.

Menu d'un tuberculeux

Premier déjeuner. — 250 grammes de lait, un jaune d'œuf dans le lait, 3 morceaux de sucre, 40 grammes de pain, 10 grammes de beurre.

Déjeuner de midi. — Hors-d'œuvre, sardines, ou thon, maquereau truite fumée, caviar, salade de museau de bœuf, de pommes de terre.

100 grammes de viande grillée ou rôtie, ou poisson de mer, coquillages, harengs saurs, laitance de poisson, certe dernière riche en phosphore, et 30 à 50 grammes de viande crue pulpée, 100 grammes de pain.

Un plat de légume secs (pois, haricots, lentilles), ou riz ,pommes de terre, ou pâtes alimentaires et nouilles.

Entremets. — 50 grammes environ, soufflé au chocolat, omelette aux confitures, crèmes, cuites, flans, puddings.

Dessert. — Sous forme de fruits crus ou cuits, confitures, biscuits, un verre de vin de Bordeaux (100 à 150 grammes) mêlé d'eau.

Goûter. — Tartine de pain beurré (50 grammes de pain, 50 grammes de beurre), une tasse de thé (125 grammes) et 50 grammes de viande crue pulpée qui pourront aussi bien être pris au repas du soir.

Dîner. — Potage au bouillon et pâtes, ou légumes secs ou verts (carottes, navets, poireaux, céleri) (250 grammes).

Viande grillée ou rôtie, 100 grammes, légumes, entremets ; comme à midi, 100 grammes de pain. Un verre de vin de Bordeaux (100 à 150 grammes) mêlés d'eau. Si le vin rouge est mal supporté, remplacer par du vin blanc, voire par de la bière. Ajouter que la variété dans les menus est un des meilleurs moyens de combattre l'inappétence.

Quelques mots sur les modifications que certains incidents peuvent infliger à la composition du régime.

Si le tuberculeux a des quintes de toux *émétisante*, une cuillerée à bouche d'eau cloroformée, d'une potion au menthol, de petits fragments de glace après les repas, en viendront à bout. Multiplier à ce moment le nombre des repas, un repas toutes les deux heures, par exemple, et composé seulement d'un plat. Deux à trois fois dans le jour, ce plat sera composé de viandes grillées. Aux *tuberculeux sans appétit*, les viandes crues ou froides assaisonnées conviendront mieux. Ne pas trop réduire l'alimentation, s'il existe des *troubles dyspeptiques*. Un élément nerveux est souvent à la racine de ces derniers ; l'assurance donnée au malade qu'il digèrera aide singulièrement à la bonne assimilation alimentaire. S'il existe de la *diarhée*, le régime au kéfir (n° 3), ou bien la viande crue, le riz, les blancs d'œufs, la gelée de coings amèneront la sédation habituelle des accidents. Chez les enfants en particulier, la viande crue est un aliment précieux dans les diarrhées subaigues ou chroniques quand le lait ou le kéfir sont mal supportés. La fétidité des selles augmente sans doute, mais peu à peu la digestion se fait, et les selles deviennent moulées (Trousseau).

On ordonne la viande crue pulpée de mouton dans du bouillon ou de la confiture (5 à 100 grammes par jour).

4° **CONVALESCENCE DE MALADIES AIGUES.** — Toute maladie aiguë ayant amené une forte déperdition de matières albuminoïdes et de **principes minéraux**, il appartient à la convalescence de réparer ces pertes.

Le phosphore sera fourni par des aliments tels que la cervelle, le ris de veau, la laitance de poissons, les céréales.

Les matières albuminoïdes perdues seront retrouvées dans les viandes et les légumes secs. Parmi les viandes, la meilleure est celle du bœuf, riche en albumine et en fer, la viande de veau est pauvre en albumine et riche en gélatine. La viande de mouton est utile sous forme de gigot, côtelettes grillées.

La viande de porc est dense, et grasse ; sa digestion est plus lente ; la viande de cheval est riche en glycogène et glycose, d'où son goût douceâtre, mais elle a une grande valeur nutritive.

La viande crue est plus digestive, car ses albumines n'étant pas coagulées sont plus aisément assimilables ; de plus, les ferments demeurent intacts, facilitent la digestion de la viande. Avec la chair crue de bœuf et de porc, surtout avec cette dernière le tænia est à craindre.

Depuis la guerre de 1870, le tænia, relativement rare avant cette époque, avait acquis en Alsace une fréquence extraordinaire, tous les Allemands immigrés consommant des quantités prodigieuses de charcurerie crue. Avec la viande crue de cheval ou de mouton, pareil accident n'est pas à craindre. Il est vrai que la viande de cheval risque de transmettre la morve et peut-être aussi certaines formes d'anémie pernicieuse. Contentons-nous donc du mouton, employé d'ordinaire.

Les *extraits de viande* ont une faible valeur nutritive et sont toxiques à hautes doses. Les *peptones et albumoses* irritent le tube digestif, provoquent de la diarrhée, ne peuvent être données qu'à doses de 20 à 30 grammes par jour, chiffre trop faible pour fournir une quantité d'albuminoïdes appréciables ; mieux valent les poudres de viande qui renferment 70 % d'albumine, mais ne sont pas digérées ni absorbées dans les mêmes proportions que la viande crue et se comportent surtout comme des peptogènes et des excitants de la sécrétion gastrique.

Ces détails sur des préparations si souvent ordonnées aux convalescents des maladies aiguës montrent que dans les cas où elle peut être tolérée, la viande est toujours supérieure.

En général, celle-ci n'est pas ordonnée les premiers jours. Un régime lacto-végétarien précède son administration de huit jours environ dans la fièvre typhoïde, dé quinze jours à trois semaines dans la scarlatine, de moins de huit jours dans la pneumonie, le rhumatisme articulaire aigu, la diphtérie, la rougeole, etc. En cas d'albulinurie, ce terme de huit jours sera naturellement étendu jusqu'à guérison de la complication rénale.

L'appétit chez les convalescents est souvent exagéré ; crainte d'une obésité post-infectieuse, il sera sage de modérer les quantités alimentaires.

Menu d'un convalescent de maladie aiguë

Le menu comprendra quatre repas ainsi composés :

Petit déjeuner. — Cacao à l'avoine (une cuillerée à soupe de cacao et de farine d'avoine, cette dernière très riche en principes phosphorés [lécithine]). Pain (30 grammes), 10 grammes de beurre.

Pendant les repas de midi et du soir, comme boisson un verre à bordeaux de décoctions de céréales, 100 grammes de vin de Bordeaux mêlés d'une quantité équivalente d'eau.

A midi : ou un bifteck (100 grammes),

ou deux côtelettes de mouton (de 50 grammes),

ou un poisson.

Purée de pommes de terre ou de légumes secs avec deux cuillerées de jus de viande.

Entremets sucrés : Gâteaux de riz, de semoule. Crèmes cuites, 100 grammes de pain.

Goûter : Une tasse de lait ou de bouillon avec un jaune d'œuf.

Dîner : Potages au bouillon et aux farines alimentaires.

Cervelles. Ris de veau. Poisson.

Pâtes. Nouilles. Macaronis.

Fromages frais.

Combattre la constipation, si elle existe, par du miel, des compotes de fruits, du pain d'épices, etc.

5º ETATS ANÉMIQUES. — Il y a trente ans, la mode était de bourrer les anémiques de viande. Quand il n'y a pas de troubles dyspeptiques concomitants, soit encore. Quand ceux-ci existent, c'est autre chose. Comme nous l'avons vu, le régime lacto-végétarien est le seul qui convient.

Seulement l'anémie étant liée à la diminution de l'hémoglobine (nucléo-albumine ferrugineuse), en dehors des états dyspeptiques, on pourra ordonner une médication riche en fer, c'est-à-dire composée surtout de viande. Ces trois dernières années ont vu le triomphe du foie de veau (méthode de Wipple) : 50 à 250 grammes de foie de veau pulpé par jour dans un peu de bouillon. La méthode nous vient d'Amérique. Les Anglo-Saxons s'en trouvent bien. Les Français s'en accommodent bien plus mal.

Leur estomac latin répugne au foie de veau. Et bien des accidents sont à redouter. Les veaux dans les premiers jours de leur naissance sont souvent atteints d'une maladie typhoïde qui peut se transmettre à l'homme. Jadis nous avons vu dans un château sept personnes empoisonnées par du foie de veau. Elles présentèrent les signes d'une fièvre typhoïde avec troubles prononcés de la déglutition. Leur guérison s'effectua dans un intervalle de 60 à 70 jours. Le foie de bœuf ne présente pas ces inconvénients, ni les rognons, qui ont été recommandés également. Mais tout cela est indigeste pour nos pauvres estomacs latins ! Cela réussit fort bien, à condition d'être digéré. Mais en général, les malades le digèrent mal.

Rappelons ici les chiffres de fer contenus dans les principaux aliments.

Pour 100 parties fraiches, on compte comme quantité de fer en milligrammes :

	MILLIGRAMMES
Sang de porc	63,4
Viande de boucherie	37,5
Chair de poisson	7,5
Viande de veau	2,7
Œuf de poule	5,7
Avoine	13,1
Haricots blancs	7,4
Lentilles	8,3
Pain blanc	4,9
Pommes de terre	1,6
Riz	1,5

(BOUSSINGAULT).

D'autre part, certains légumes verts et certains fruits renferment de forte proportions de fer. Ainsi 100 parties sèches.

d'épinards contiennent	36	milligrammes de fer
de choux (feuilles vertes)	17	—
de choux (feuilles jaunes)	4,5	—
de pommes	13	—
de cerises	10	—
de fraises	9	—
d'amandes	4,9	—

(BUNGE).

Ce tableau permet de composer un menu convenable.

Menu d'un anémique

Petit déjeuner : Lait sucré avec deux jaunes d'œufs.
Pain, 20 grammes. Beurre frais.
Déjeuner de midi. : Viande rouge grillée, rôtie (100 grammes).
Si possible 50 à 100 grammes de foie de porc pulpé dans une purée de lentilles ou de pommes de terre.

Pâtes ou riz ou légumes secs.

Entremets sucrés.

Pommes, cerises ou fraises crues ou cuites. 100 grammes de pain.

Goûter : Bouillon avec un jaune d'œuf. Pain grillé.

Dîner : Potage aux légumes (épinards, choux, lentilles).

Viande grillée ou rôtie.

Fruits comme à midi. 50 grammes de pain.

Vin mêlé d'eau (100 grammes de vin de Bordeaux) ou bière.

En cas d'*anémie pernicieuse*, on ajoutera aux repas de midi et du soir (10 à 20 grammes — dans du bouillon — de moelle osseuse crue de veau) et les doses de foie de veau ou de bœuf seront augmentées.

Le régime carné, additionné de légumes, en dehors des affections que nous venons d'indiquer, tient, dans les autres états morbides, une place beaucoup plus effacée.

VI

LES RÉGIMES CHLORURÉS ET SUCRÉS
DES CONDIMENTS ET DES FROMAGES

1° Chlorurés et sucrés

Les régimes salés ont fait place au régime déchloruré. Il y a quelque soixante ans, tous les tuberculeux étaient traités par le sel, comme aujourd'hui ils absorbent les poudres les poudres de calcification. Le chlorure de sodium a bien perdu de sa vogue, moins heureux que les sucres, qui eux n'ont jamais abdiqué. Au contraire, de nouvelles supériorités leur sont acquises.

Le sucre se fixe au niveau du foie sous forme de glycogène opposant ainsi une plus grande résistance aux intoxications. Nombre de chirurgiens imposent la veille de l'opération le goutte à goutte rectal avec du sérum sucré à leurs malades. Ils augmentent de ce fait la résistance hépatique à l'anesthésie.

I. CHLORURE DE SODIUM. — Le chlorure de sodium est bien tombé en défaveur. On n'en a nul besoin, assure M. Labbé : « La notion, affirme-t-il, des accidents dus à la privation de sel ne repose que sur des racontars et non sur des observations scientifiques ». La quantité de 1 à 2 grammes de sel renfermés dans les aliments suffirait amplement aux besoins de l'organisme. Nous nous sommes expliqués sur ce sujet à propos des régimes déchlorurés. La suppression du sel alimentaire prolongée au delà de quelques semaines entraîne des accidents divers : troubles dyspeptiques, albuminurie (Albert Robin), et chez les artério-scléreux semble prédisposer aux hémorragies stomacales ou du cerveau. De plus, dans les affections rénales sa suppression est capable de provoquer une augmentation de l'urée sanguine (Blum) et cela non plus n'est pas un avantage.

L'adjonction de sel marin aux aliments augmente l'appétence, la sécrétion du suc gastriquz, la production de lait. Le nombre des globules rouges s'accroît et le mouvement de désassimilation s'en trouve activé. Sans certaines maladies, cette utilisation de chlorure de sodium paraît particulièrement favorable.

Dyspepsie. — C'est dans les états d'hypochlorhydrie et d'atonie stomacale que le sel peut être ingéré avec avantage. Un adulte consomme de 12 à 18 grammes de sel par jour ; l'hyperchlorhydrique dépassera légèrement ce chiffre. Le chlorure de sodium excite la sécrétion du suc gastrique et de la salive ; il fournit aux glandes de l'estomac la matière première d'où sort l'acide chlorhydrique. Toutefois, Linossier a fait remarquer que l'ingestion de sel est incapable d'augmenter régulièrement la sécrétion de l'acide gastrique. L'action du produit est double, retardante et activante à la fois. Elle restreint l'acidité du suc gastrique en même remps que la chloruration de l'organisme, excite la sécrétion et la rend plus riche en acide chlorhydrique. Qu'un hypochlorhydrique augmente de 1/2 à 1/4 environ sa ration quotidienne de sel, c'est la seule majoration à laquelle il puisse prétendre.

Convalescence. — Au déclin des maladies infectieuses, quand les urines ne renferment pas d'albumine, les *bouillons gras* sont utiles, par les principes azotés et les substances salées qu'ils contiennent ; contre le manque d'appétit, une légère majoration dans la quantité de sel alimentaire activera les sécrétions digestives.

Tuberculose alimentaire. — La tuberculose pulmonaire avait, il y a longtemps déjà, rencontré dans Amédée Latour un adversaire qui déclarait posséder contre elle une arme redoutable : le sel. C'était la première tentative des cures de reminéralisation. Seulement le sel ne s'ordonne plus seul. A hautes doses, il risquerait d'accélérer les processus d'oxydation déjà augmentés chez les tuberculeux (A. Robin). Aussi est-il préférable de l'associer à d'autres substances. La poudre recalcifiante de Ferrier est composée de :

Carbonate de chaux	0 gr. 50
Phosphate tricalcique	0 — 20
Chlorure de sodium	0 — 15
Magnésie calcinée	0 — 05

(Une pincée aux repas).

En cas d'*hémoptysie*, les gens du peuple usent du sel (une à trois cuillerées à café dans un verre d'eau) et cette méthode a été recommandée par Nothnagel et Rossbach.

Chez les *tuberculeux anorexiques* nous avons retiré de bons effets d'une médication très simple : un *lavement de 500 grammes* d'eau chaude additionnée d'une petite cuillerée à café de sel, dix minutes avant les repas de midi et du soir. L'action de contact du sel sur la muqueuse intestinale suffit maintes fois pour éveiller l'appétit et favoriser l'assimilation.

Ajoutons pour mémoire un autre usage des lavements salés : aux doses de 10 à 20 p. 150, ils sont utiles contre la présence des *oxyures vermiculaires*.

En place de lavements évacuants, on peut, et surtout lorsqu'il s'agit, dans les cas de suppression alimentaire, d'éviter la déshydratation des tissus, donner les petits lavements de 150 grammes à 200 grammes légèrement salés. Cette dernière indication est moins répandue qu'il y a vingt années. Dans les cas d'ulcère saignant de l'estomac, le chlorure de sodium absorbé par la voie rectale peut augmenter l'hyperchlorhydrie initiale ; s'agit-il d'une crise d'urémie, le sel augmente la congestion qui ferme le rein. Les lavements salés sont surtout employés à titre de lavements alimentaires, quand il n'y a pas de risques d'exagérer la sécrétion chlorhydrique, ou d'augmenter la congestion rénale. Dans l'appendicite, malgré l'inanition indispensable du sujet aucun lavement salé ou non, crainte d'exciter la contractilité de l'intestin.

En pareil cas ce sont les injections sous-cutanées de sérum physiologique (7 gr. 50 de sel $^o/^{oo}$) ou de sérum glycosé (48 $^o/^{oo}$) qui trouveront leur emploi.

II. RÉGIMES SUCRÉS. — A l'état normal, le sucre (35 à 60 grammes par jour) soit 5 à 8 morceaux, favorise les augmentations de poids et accroît la capacité de travail. Il produit par sa combustion l'énergie nécessaire au travail musculaire, favorise à faibles doses l'assimilation des autres aliments, modère la désassimilation. Toutefois, ne donnons pas trop de sucre ; une soif vive pourrait s'ensuivre, ainsi que des troubles dyspeptiques. Ces inconvénients n'apparaissent pas chez les sujets soumis à de forts exercices physiques. Les troupes en période de manœuvres s'en trouvent fort bien, ainsi qu'il a été constaté en Allemagne.

Le coma diabétique n'est pas amendé par les préparations sucrées, mais dans la période précomateuse, celles-ci rendent service. De même les alacalins et le régime lacté. Contre le coma lui-même, les injections d'insuline suivies chacune d'une cuillerée à soupe de jus de fruits font merveille (10 à 20 unités physiologiques toutes les trois heures) et si le malade ne peut avaler, le jus de fruits est remplacé par une injection intra-veineuse de sérum glycosé.

L'amaigrissement dans les *maladies nerveuses* a jadis été combattu par Toulouse à l'aide de grandes quantités de sucre. Il prescrit 50, 100, 200, 300 grammes de sucre par jour. Pareille méthode comporte une première réflexion. Les névropathes, sous l'effet d'une suggestion habile, arrivent très vite à reconquérir leur poids perdu. Encore convient-il que le régime ordonné ne provoque pas de troubles dyspeptiques. Les nerveux ont l'estomac et l'intestin fragiles. De pareilles débauches de sucre, si elles sont tolérées maintes fois, deviennent dans d'autres circonstances l'occasion de fermentations acides, de crises d'entérites que mieux vaut éviter. M. Toulouse n'en a pas observé. C'est qu'il tenait bien des nerveux en main.

Dans la pratique ordinaire, où les malades ne sont pas vus tous les jours, il convient de se méfier davantage.

Dans les *maladies fébriles*, les boissons sucrées — environ un morceau de sucre par verre d'eau — sont aisément assimilées, car elles n'exigent pas d'effort digestif et empêchent la dénutrition trop rapide. Aux doses de 100 à 150 grammes dans la fièvre typhoïde le sucre est journellement utile. Une dose de 100 grammes de sucre aux fébricants diminue la destruction des matériaux azotés.

La *tuberculose* à qui a été opposée le sel, a vu le sucre envahir également son domaine. Ce que nous avons dit pour les nerveux s'applique encore avec plus de force aux tuberculeux. De quels soins leur estomac doit être entouré ! Craignons les états dyspeptiques. Le sucre à hautes doses les favorise et la tuberculose, qu'il s'agit d'améliorer, en reçoit un coup de fouet peu avantageux.

Laufer a jadis, annoncé, à l'aide d'une ration quotidienne de 50 à

100 grammes de sucre, une montée progressive de poids. Seulement, ne comptons pas trop sur le maintien de cette amélioration. Huchard a vu trois tuberculeux augmenter de 300 grammes, 600 grammes, 1 kilogramme ,la première semaine du régime sucré. Dès la seconde semaine, le poids restait stationnaire et la diminution d'appétit se faisait chaque jour. Ces résultats imposent une certaine circonspection.

Chez le tuberculeux, le sucre ne peut être dilué dans une grande quantité d'eau, comme chez les fébricants. Trop de liquides surchargeraient l'estomac, affaibliraient l'action des sucs digestifs, entraveraient l'alimentation. Ne [dépassons dons pas la dose de 60 à 80 grammes (8 à 10 morceaux de sucre) et surtout n'insistons pas si le malade oppose quelque résistance.

En dehors de ces usages par la voie stomacale, le sucre a été employé en lavements et par la voie cutanée. En *lavements*, le sucre est absorbé ; il est employé aux doses de 48 °/oo de sérum glycosé et sous forme habituelle de goutte à goutte rectal.

La formule suivante de lavement alimentaire rendra des services :

Dextrine ou glycose............................	20 grammes
Eau distillée	100 grammes

Une cuillerée à café de peptone dissoute dans 50 grammes d'eau, un jaune d'œuf, un gramme de sel et trois gouttes de laudanum. Un lavement 2 ou 3 fois par jour.

On sait que la valeur nutritive de ces lavements est fort battue en brèche. La quantité de calories introduite par cette voie varierait de 200 à 600 calories — acceptons ces chiffres. — Ils sont trop faibles pour maintenir les conditions de vie, il est sage de ne pas compter sur leur valeur.

Par la voie hypodermique et sanguine, les sérums sucrés ont été recommandés, soit en solution glycosée (47 °/oo), lactosé (92,5 °/oo), soit sous une forme de mannite cristallisée (50 °/oo). Dose de 150 à 500 grammes. Toutes ces solutions sont *isotoniques* et peuvent être injectées par voie sous-cutanée. Les formules *hypertoniques* se font de 25 à 30 % et ne peuvent être injectées que dans les veines. Les solutions isotoniques suffisent d'ordinaire, mais de grandes précautions d'asepsie sont indispensables. Ces solutions possèdent une action diurétique surtout marquée avec les solutions hypertoniques, lorsqu'elles sont utilisées par voie intra-veineuse.

Elles réussiraient dans les *anuries toxiques* ou *infectieuses* et dans les *anuries calculeuses* (Castaigne et Gouraud). Nous n'avons retiré aucun bénéfice de cette méthode. Elle donne lieu à des phénomènes de collapsus avec frissons violents et la diurèse ne se rétablit pas forcément par la suite.Cette pratique peut du reste aller contre son but et dans les néphrites urémigènes, provoquer une diminution de la diurèse avec élévation de l'azotémie (Rathery et Boucheron).

Le praticien s'abuserait donc en comptant sur une médication de cet ordre. Les anuries médicales toxiques ou infectieuses réclament avant tout des émissions sanguines et le régime hydrique, l'anurie calculeuse commande le cathéchérisme des uretères et bien plus souvent une intervention chirurgicale immédiate.

Dans les anuries médicales, il faut les émissions sanguines et le régime hydrique. Les injections intra-veineuses de glycose ne réussissent guère que chez les sujets dont le rein est intact. Un bon moyen dans de pareils cas, de rétablir la fonction rénale est l'emploi des bains de mains très chauds (45 à 50°) — de 20 minutes de durée 3 fois par jour. Le malade transpire abondamment, la congestion rénale cède, la diurèse reparaît.

On pourrait encore compter par la voie sous-cutanée sur la valeur alimentaire du remède. Le sucre serait en effet résorbé et brûlé par l'organisme. Toutefois, un autre inconvénient est attaché à cette méthode A haute dose, elle favoriserait certaines infections ou intoxications, tout comme le sucre contenu dans le sang des diabétiques (Chatin et Guignard).

Rappelons que les injections de lait qui ont été prônées, il y a une quarantaine d'années et reviennent à la mode, ont été suivies d'accidents graves. Nous avons vu un phlegmon diffus faire suite à l'injection sous-cutanée de 50 grammes de lait stérilisé. Attention donc à cette pratique !

Pour des solutions sucrées simples, il serait imprudent de dépasser certaines doses. Dans les affections du tube digestif (*hématémèses, appendicite*) où la diète absolue est la règle, les doses de 150 à

200 grammes de solution istonique par voie sous-cutanée répétées
à deux fois par jour sont d'ordinaire bien tolérées, peu douloureuses
et ne semblent pas donner lieu à des accidents, tout en empêchant
l'affaiblissement trop rapide du sujet.

2º Condiments et fromages

Il n'est pas de régime exclusivement composé de condiments et
de fromages. Ils facilitent la digestion, prononcent leurs adeptes, et
cela est vrai des gens bien portants. Les gros mangeurs prisent en
gourmets cette adjonction à leurs repas de substances épicées et de
fromages forts. Ils n'en mangent que mieux. Pour les dyspeptiques et
les malades en général, il en va autrement. Leur estomac en diminution d'aptitude fonctionnelle se cabre devant le violent coup de fouet
que lui vaut une nourriture trop excitante. En sorte que le régime des
condiments peu relevés (vanille, cannelle, persil, cerfeuil) appartient
bien plus à la nourriture des sujets sains qu'à celle des malades en
général.

I. *Epices et condiments.* — Ils rehaussent la saveur des aliments et
offrent l'avantage d'exciter l'appétit et la sécrétion des tubes digestifs (Paulow). Auraient-ils la propriété, en plus, d'exercer une
action antiseptique sur les microbes de l'estomac et de l'intestin ?
Quelques-uns l'affirment.

On divise les condiments en : 1º *acides* ; 2º *aromatiques* ; 3º *âcres*. Le
condiments *salés* et *sucrés* peuvent être ajoutés. Nous en avons parlé
précédemment.

1º Comme condiments *acides*, nous avons le *vinaigre*, le *citron*, les
cornichons et concombres macérés dans le vinaigre. Le vinaigre de vin,
le meilleur, renferme 40 à 60 grammes d'acide acétique cristallisé. On
conçoit son action irritante sur l'estomac des dyspeptiques. Ceux-ci
et à condition qu'il ne s'agisse pas d'hyperchlorhydrie douloureuse,
ne toléreront que du jus de citron répandu à la dose de quelques
gouttes sur le poisson, les cervelles bouillies, la sauce à la crème ou
les jaunes d'œuf.

Les rénaux soumis à un régime hypochloruré verront également leur
goût pour les aliments se réveiller à la suite de l'emploi du jus de

citron. Le *scorbut*, le *scorbut infantile* ou *maladie de Barlow* trouvent dans le citron un remède aussi efficace qu'inoffensif. Dans la marine anglaise un marin, au bout de dix jours de traversée, reçoit une ration quotidienne de 14 grammes de jus de citron conservé et de 28 grammes de sucre, le tout dans 112 grammes d'eau. Grâce à cette précaution, le scorbut a disparu de la marine anglaise. Aux bébés, on donnera une petite cuillerée à café diluée dans un peu d'eau, avant les prises de lait. Les enfants avalent le remède avec une avidité surprenante ; mais tout cela est ordonné avec modération et n'atteint pas aux débauches de citron qui ont été recommandées dans la *goutte* et le *rhumatisme* (Klemperer). Desplats (de Lille) avait même jadis considéré le citron comme étant parfois supérieur au salicylate de soude, dans le rhumatisme articulaire aigu au subaigu. Comment agit la médication ? Elle ne semble que très peu influencer les combustions organiques. L'acide citrique se transforme en citrate de soude et en carbonates alcalins dans l'organisme, exerce une action comparable à celle du bicarbonate de soude et alcalinise les urines ; l'hyperacidité qui se montre après le repas ne se produit pas.

« J'avale 15, 20 de citrons par jour », clament certains malades. Ils entendent par là le jus de 15 à 20 citrons, très dilué et sous forme de limonade, pendant une heure après le repas. C'est beaucoup trop. L'estomac se fatigue à pareil régime ; 5 à 10 citrons sont des chiffres largement suffisants. Un des principaux avantages attachés à cette cure réside dans l'attention que le malade lui prête. Il est tellement préoccupé du nombre de citrons qu'il doit ingérer qu'il en oublie un peu le boire et le manger. Et puis, son appétit diminue avec cette déglutition gargantuesque de boissons acides et il n'a point soif pour autre chose. Double avantage. La cure de citron combat l'excès alimentaire et empêche l'absorption des alcools. A côté de l'alcalinisation des urines, ce sont là des mérites non négligeables.

2º Les condiments *aromatiques* renferment la vanille, la cannelle, le clou de girofle, la feuille de laurier, le cumin, le fenouil, le cerfeuil, le persil, le safran. Rien de spécial à noter. L'excitation produite par la sapidité accrue que ces substances valent aux aliments est, en général, modérée. On en peut tolérer l'usage aux gens bien portants et à des dyspeptiques peu atteints. Et puis, ne l'oublions pas, la dyspepsie, quand elle ne fait pas suite à des écarts alimentaires ou à une lésion organique, est de cause émotive. A certains malades qui ne digèrent pas un œuf à leur table, il suffit d'un changement de milieu, d'une compagnie aimable qui détourne leur attention, pour supporter sans la moindre gêne les aliments les plus indigestes et toutes les épices qu'on voudra.

3° Pour les condiments *acres*, des réserves plus sérieuses s'imposent : l'ail, le piment, le poivre, la moutarde, le raifort, rien que leur énumération fait venir une sensation de chaleur à l'épigastre. Leur usage ne convient à aucun dyspeptique. Les douleurs augmentent chez les hypochlorhydriques. Les sujets à estomac délicat voient s'installer la constipation. Celle-ci dénonce une exagération de la sécrétion stomacale et une excitation de la muqueuse gastrique ; l'irritation de l'intestin qui fait suite entraîne la paresse des contractions.

Joignons l'action fâcheuse sur le foie. L'abus des épices peut entraîner des cirrhoses et des cirrhoses expérimentales ont été provoquées par l'ingestion de poivre chez le lapin.

II. *Les fromages.* — Il faut voir les paysans se tailler de larges tranches de fromage sur de volumineux morceaux de pain. Se doutent-ils que l'aliment est indigeste : ils ne s'en sont pour le moins jamais aperçus.

On sait que les fromages sont le résultat de la fermentation du lait caillé : un lait écrémé fournit un fromage maigre, un lait non écrémé, un fromage gras. Pendant la maturation des fromages, il se forme des produits sapides et odorants, des diatases microbiennes qui agissent comme excitants, des glandes gastriques. Les graisses se saponifient partiellement, mais il en reste assez pour rendre le produit difficilement digestif. La lactose est détruite par la fermentation lactique et alcoolique. C'est cette dernière, en dégageant de l'acide carbonique, qui forme les yeux du fromage.

L'abondance des substances sapides, des matières grasses (qui varient de 7,3 pour les fromages maigres à 35 pour le fromage double-crème), voire la densité du produit, établissent des valeurs très différentes dans la digestibilité des fromages.

En général, les meilleurs ne valent rien pour le dyspeptique. Le fromage *mou*, fromage à la crème, préparé avec du lait caillé et de la crème fraîche, le plus digestif, est souvent mal supporté. De même le petit gervais suisse, le bondon, fromages double-crème non fermentés, préparés avec du lait de vache. Le caillé est mélangé avec de la crème, et placé dans des moules. M. Gallois, dans les gastro-entérites infantiles, associe une cuillerée à café de fromage (petit suisse) à une cuillerée à soupe de lait. Ce mélange correspond à trois fois son volume de lait : un enfant intégrant 45 grammes de lait par tétée aura 15 grammes de cette crème que l'on pourra donner toutes les quatre heures avec tétée dans l'intervalle. Lorsque cela va mieux, on remplace progressivement le fromage par une tétée. Ces fromages peu denses sont mieux tolérés que les fromages plus épais, même chez l'adulte.

Les fromages cuits (Gruyère, Parmesan, Bresse) sont fait de lait caillé cuit, exprimé, mis en pain et salé à la surface. Un peu de fromage de gruyère râpé sur les pâtes, ou après le repas, est toléré par certains estomacs fragiles. L'hyperchlorhydrique avec douleurs s'en trouve constamment mal. A remarquer que le fromage de gruyère, un des plus digestifs sans doute, mais toujours lourd, pris en morceau et à titre de dessert, demeure pour nombre de sujets un des mets de la digestion la plus pénible. Il suffit d'un petit morceau insignifiant pour réveiller les malaises : inappétence, constipation, mal de tête.

Les fromages *crus à pâte ferme salée*, quand ils sont faits avec du lait de vache (Hollande, Cantal, Chester) provoquent les mêmes réactions, à un degré peut-être plus accentué que le gruyère. Lorsque ces fromages sont au surplus fabriqués avec un mélange de lait de brebis et de lait de chèvre (Roquefort), tout est à craindre. Le Roquefort est fait, en effet, avec des laits très gras ; de plus des ferments spéciaux parmi lesquels le *Penicillium glaucum* sont chargés d'activer la maturation.

Tout cela compose une substance excessivement sapide et terrible aux dyspeptiques.

Même note pour les *fromages crus non salés* préparés avec du lait de vache (Brie, Coulommier, Gérardmer, Pont-l'Evêque, Camembert). Une condition favorise leur digestibilité ; ce sont des fromages peu denses. Mais un inconvénient est attaché à leur usage. Beaucoup de gourmets les consomment trop avancés. De ce fait, des substances toxiques et irritantes s'y développement qui ont vite abouti, une fois ingérées, à la production de malaises et de maux de tête.

Si les dyspeptiques se trouvent en général mal de tous les fromages *frais* (gervais, lpetit suisse) ou *cuits* (Gruyère, Hollande) ou *forts*, par contre, les *diabétiques* les font entrer en abondance dans leur alimentation coutumière. Les diabétiques sont de gros mangeurs, ils ont besoin d'albumine et de graisse. Les fromages leur fournissent cette double ration de substances nutritives.

Ajoutons que les fromages frais jouissent de légères propriétés laxatives : ils sont parfois utiles dans les *entérites chroniques*, contre les *hémorroïdes*, la *constipation* des gros mangeurs. Schmitz, Combe les considèrent en plus comme des aliments antiputrides par excellence. A condition d'être bien assimilés peut-être. A cet égard, les estomacs allemands et suisses nous semblant posséder une supériorité évidente. Jamais les Français ne lutteront avec eux pour la digestibilité des fromages quels qu'ils soient, maigres, gras, denses, putrides ou coulants.

VII

LES RÉGIMES DE FRUITS

I. — Les régimes des fruits doivent être entendus dans le sens d'une cure diététique et de réduction alimentaire. Elle s'associe sur la table à d'autres aliments ou figure seule. C'est à ce dernier titre — d'aliment unique — que nous désirerions en entretenir nos lecteurs.

Les fruits sont riches en sels de potasse et, à ce titre, doués de vertus diurétiques ; de plus, ils sont alcalins. Un kilogramme de raisins équivaut à 6 grammes de bicarbonate de soude, un kilogramme de jus de citron à 4 grammes, un kilogramme de fraises à 9 grammes (Linossier). Ajoutons l'absence presque absolue de chlorure de sodium (en sorte que les fruits tiennent une grande place dans les cures de déchloruration), et la présence en abondance d'éléments sucrés et minéraux : fer et manganèse qui assurent une certaine action tonique à la cure. Des effets laxatifs nullement négligeables y font également suite, ce qui, joint à l'absence de principes azotés renfermés dans les fruits, réalise un régime de désintoxication très énergique.

Les indications des fruits ressortent de ces considérations générales : ils réussissent dans les cas où il s'agit de produire un résultat diurétique, alcalinisant et anti-toxique.

S'ils tiennent une place restreinte dans la composition habituelle des menus, ils constituent dans d'autres conditions le menu tout entier.

Quatre sortes de fruits peuvent surtout être conseillés à titre exclusif : les *raisins*, les *pommes*, les *poires*, les *oranges*.

Trois autres produisent assez aisément des troubles digestifs : les *citrons*, les *fraises*, les *bananes*. Nois avons parlé de la cure de citrons dans le rhumatisme et avons vu que Desplats l'aurait vu réussir dans les cas où le salicylate de soude avait échoué. Il faut des estomacs robustes pour supporter le jus de 10 à 20 citrons par jour, quantité nécessaire.

Quant aux *fraises*, les inconvénients sont les mêmes, Gubler en prescrivait 300 à 500 grammes par jour. Les goutteux, les hépatiques, les lithiasiques, les urinaires, les rhumatisants s'en trouvaient bien. Ici encore il convient de compter avec l'intolérance stomacale, et les accidents d'urticaire possibles. Les fraises, en effet, renferment un dérivé salicylique à trop faible dose, pour exercer par lui-même une action bien efficace, mais à dose suffisante pour produire sur les voies digestives une action irritante fâcheuse. Les bananes étant assez nourrissantes conviennent mal pour des cures de désintoxication ; d'autant qu'à ce premier inconvénient elles joignent celui de peser lourdement sur l'estomac.

En dehors de toute cure systématique, certains fruits sont recherchés pour leurs propretés laxatives : telles les *prunes* et les *figues*. D'autres renferment de faibles quantités de tanin et constipent : les *coings*, les *nèfles*, les *myrtilles*. On connaît la confiture de myrtilles jadis recommandée par M. Combe (de Lausanne) dans l'entérite muco-membraneuse. Avec les nouilles et les macaronis, elle constitue la base d'une médication qu'il a fallu toute la complaisance française pour qualifier d'originale.

Les cures de raisin et de pommes ou de poires sont peu décrites, en tant que limitées à l'usage exclusif de ces fruits. C'est sous cette forme cependant qu'elles agissent d'une manière véritablement efficace. On les peut considérer comme étant des façons de succédanés du régime hydrique dont elles n'ont point l'énergie d'action, mais auquel elles se substituent avec avantage, chez les sujets qui digèrent bien. On peut remplacer l'un ou l'autre de ces fruits par des oranges, mais celles-ci moins excitantes que les citrons, provoquent néanmoins des troubles digestifs fréquents.

Un mot d'abord sur la technique :

Nous employons les cures de raisins en été et en automne, celles de pommes ou de poires à l'automne et au printemps, soit deux, mois de suite chacune, à raison d'un jour par semaine.

II. TECHNIQUE. — 1° *Cure de raisins.* Quatre fois dans le jour, à 8 heures du matin, à midi, à 4 heures et à 7 heures du soir : une livre de raisins (chasselas blanc, riches en sucre et plus digestible). Un quart d'heure après, un verre de 125 grammes d'eau d'Evian.

2° *Cure de pommes ou de poires.* — Quatre fois dans le jour, à 8 heures du matin, à midi, à 4 heures et à 7 heures du soir : une pomme ou une poire ou une orange (de 150 grammes environ chacune). Un 1/4 d'heure après, un verre de 150 grammes d'eau d'Evian.

On peut continuer l'une ou l'autre de ces cures plusieurs jours de suite. Nous avouons toutefois, quand l'urgence s'impose d'un régime rigoureux, préférer le régime hydrique poursuivi quelques jours. Les cures de raisins et de pommes s'interposent un à deux jours par semaine, dans l'intervalle de l'alimentation plus large permise au malade.

Certains sujets d'eux-mêmes s'assujettissent à la rigueur du régime. Nous avons vu des obèses — des femmes naturellement, car les hommes manquent du sentiment fort qui fixerait leur volonté à savoir : la coquetterie — nous avons vu des obèses femmes s'astreindre six à huit jours à un régime alimentaire où n'entraient que les fruits. Il en résultait une perte de poids considérable, mais passagère. Le poids primitif était regagné aussitôt l'alimentation reprise. Les régimes de fruits ne constituent pas une bonne diététique contre l'obésité.

Deux grandes indications commandent leur emploi : les maladies de nutrition : arthritisme et ses dépendances — goutte, migraine, eczéma — et les maladies du cœur et des reins. Les maladies du tube digestif qui se trouvent parfois si bien du régime hydrique ne sauraient s'accommoder de la cure de fruits. Elle est trop irritante (ulcère), ou indigeste (dyspepsie).

III. INDICATIONS DE LA CURE. — 1° *Maladies de nutrition.* — Les sujets *arthritiques*, lourds, pléthoriques, enclins aux maux de tête et qui digèrent bien (quand ils digèrent mal, le régime hydrique est préférable), se soumettront un jour, le dimanche par exemple, voire deux jours par semaine, le dimanche et le jeudi, à la cure de raisins à l'automne et de pommes au printemps.

Les *goutteux*, les *gros mangeurs*, s'en trouveront également bien. Seulement, que de peine pour eux à suivre l'ordonnance ! Ils avaleront toutes les drogues, maugréeront contre les régimes sévères, saisiront toute occasion de s'insurger à leur endroit.

Les migraineux écouteront mieux, à condition toutefois qu'ils n'habitent pas les villes du Nord. Dans ces régions, la grande crainte est l'affaiblissement et l'anémie aussi, les habitants mangent-ils comme quatre et quand ils sont malades consentiront-ils difficilement à ménager leur estomac. Les Belges, les Allemands et les Suisses, sur ce chapitre, pensent comme nos compatriotes du, Nord.

2° *Maladies du cœur et des reins*. — Le régime des fruits a moins son utilité dans les maladies du cœur que dans celles des reins. Nous l'avons essayé aux périodes d'hyposystolie, dans diverses affections cardiaques. Souvent les malades en ressentent quelques malaises. Le foie, chez ces sujets, est augmenté de volume, la circulation du tube digestif plus difficile. Il en résulte parfois des troubles dyspeptiques qui seront exagérés par l'usage des fruits. En pareil cas, rien qui vaille le régime hydrique ou hydrolacté (1.000 à 1.200 grammes de liquide au maximum par jour). En place du régime hydrique, on peut encore ordonner la tisane de pommes : 3 pommes coupées par quartier. Faire bouillir un quart d'heure dans 1 litre d'eau. Passer. A boire comme l'eau ordinaire et dans les mêmes conditions.

Dans les *néphrites aiguës* après les premiers jours de régime hydrique et lacté, M. Taillens préconise, en même temps que le lait, des fruits en nature. Cette association lui a valu des améliorations inespérées, la rétrocession d'albuminuries tenaces. Encore là, la nécesssité d'un bon estomac s'impose. Les Français, à l'estomac plus délicat, se trouveront mieux d'emprunter les hydro-carbones dont ils ont besoin, plutôt qu'aux fruits que leur association au lait rend souvent indigestes, de les emprunter aux farines alimentaires avec lesquelles ils renforceront, au bout de dix à quinze jours, la valeur nutritive du régime lacté.

Par contre, dans la *néphrite chronique*, alors que l'azotémie atteint 1 gr. 50 et 2 grammes d'urée (par litre de sang), le régime de fruits — au bout de plusieurs séries de régime hydrique — sera, comme ce dernier, ordonné un ou deux jours par semaine et très apprécié des malades. Si un bruit de galop coexiste avec insuffisance myocardique, on attendra, pour autoriser les fruits, que le cœur soit revenu sur lui-même, que le foie se soit dégorgé, que les œdèmes se soient dissipés sous l'influence du repos au lit, de la cure hydrique, hydro-lactée, de l'emploi de très petites doses de digitaline (1 /10 de milli-gramme) et de la théobromine. Le résultat obtenu, les cures de raisins en automne, de pommes au printemps, seront réglées deux, fois par semaine. Leur efficacité semble hors de doute. Un malade cardio-rénal, atteint de crises d'urémie convulsive, avait 2 gr. 95 d'urée dans le sang en novembre 1911. Dix mois plus tard, à la suite de la cure de raisins, une ou deux fois par semaine, il n'avait plus que 0 gr. 38 d'urée et se portait à merveille. Soit dit en passant, c'est un des premiers malades qui, en continuant de vivre, avait apporté un démenti très affirmatif aux pronostics trop noirs de M. F. Widal.

En terminant, qu'il nous soit permis de protester contre une tendance neuve qui s'insinue dans la diététique. Des médecins trouvant que les cardiaques, les rénaux, qui ne se nourrissent pas assez augmentent leurs rations alimentaires : « Il n'y a pas de danger », assurent-ils. Le résultat de cette promesse est un retour immédiat des défaillances myocardiques ou du Cheynes-Stockes qui avait disparu. Nous avons vu des malades de Paris ou du Midi, remis sur pied ,et retomber, grâce à cette imprudence. De grâce, que notre désir de faire autrement n'aille pas contre les leçons de la clinique ! Trouvons de nouveau, c'est entendu, mais sans faire tort aux pauvres malades. Et surtout, ne craignons pas que les cardiaques et les rénaux meurent de faim. Ce qui est à redouter chez eux, c'est la dyspnée qui tue et non la faiblesse que les précautions d'un régime progressivement moins sévère, arrivent à relever toujours et peu à peu.

VIII

LE VIN ET LES BOISSONS ALCOOLIQUES

En matière d'hygiène, le vin et les boissons alcooliques sont soumis à de singulières fluctuations : les courants de la mode les ballottent en sens contraire. Il y a soixante ans, la thérapeutique les élevait aux nues. Aujourd'hui, ils sont écartés avec horreur. Hippocrate nous disait : « Ce qu'il y a de difficile dans l'art de guérir, c'est la variabilité des résultats. Le remède qui guérit un jour, fait du mal le lendemain. » Encore le maître de Cos ne parlait-il que des remèdes administrés au cours d'une même maladie ; il les envisageait aux prises avec les caprices de la nature et non avec ceux de la mode. Les difficultés d'observation lui semblaient suffisantes pour qu'il évitât de les obscurcir ; les œillères des préventions et des habitudes mentales n'ont d'autres raisons d'être que leur opposition avec celles qui les avaient précédées. Le besoin du changement fait commettre bien des bévues. En France surtout, on ne s'arrête pas à mi-côte. Le don de l'exagération pousse à bout la logique de tous les systèmes. Hier, l'alcool était tout, aujourd'hui c'est à qui lui jettera la pierre.

En fait, à côté d'inconvénients, il offre bien des avantages. Tout d'abord, il nourrit. L'alcool n'est pas l'aliment d'épargne qu'on croyait. Il est brûlé et la quantité non comburée qui s'élimine en nature par les poumons, l'urine ou la peau, ne dépasse pas le dixième du liquide ingéré. Un gramme d'alcool dégage, dans sa combustion, 7 calories ; 100 grammes d'alcool ou 1 litre de vin sont donc thermiquement équivalents à 170 grammes d'amidon ou d'albumine, et à 75 grammes de graisse, c'est-à-dire à plus de 700 grammes de pommes de terre, 800 grammes de viande de bœuf, 270 grammes de pain. Cette valeur alimentaire de l'alcool amène une augmentation de l'excrétion azotée, ce qui n'est pas forcément un désavantage, et quand il est absorbé en quantité surabondante, une accumulation de graisse dans les tissus, ce qui rapproche son action de celle des hydrates de carbone qui favorisent l'embonpoint par un procédé équivalent : en se brûlant à la place de la graisse. Cet aliment liquide est de plus un excitant et un producteur d'énergie. Absorbé en nature et très rapidement, il pénètre dans le sang de la veine porte, traverse le foie, se jette dans la circulation générale. L'action tonique est indéniable.

En plus, il faut compter avec ses effets sur les sécrétions internes. L'alcool stimule le foie, les organes sexuels, les glandes thyroïde, parathyroïde. A dose modérée (30 à 70 centilitres de vin non frelaté par jour, le chiffre de 1 litre à ceux qui ont à satisfaire à de grosses fatigues physiques) il élimine les déchets de la fatigue, s'oppose à la production de l'athérome, fouette le système nerveux, active les associations d'idées. La longévité est mieux acquise chez les buveurs modérés de vin ; l'esprit est plus agile, les conceptions originales s'affirment plus fréquentes. De tous les tempéraments, les sensitifs actifs sont ceux qui ont besoin le plus de vin. De tout cela, nous avons entretenu l'Académie de Médecine, en 1916 dans une communication dont il lui a semblé sérieux de n'applaudir que les contradicteurs.

Il y a quelques mois, le Pr Loeper a démontré expérimentalement la véracité de ces vues. Le vin, substance éminemment dangereuse prise à jeun, lorsqu'il est ingéré en quantité immodérée et pendant une durée excessive, devient, à dose moyenne et fractionnée un vrai médicament de la cellule hépatique. — Le vin vieux naturel, pauvre en tanin, plutôt blanc que rouge, un peu sucré et absorbé à doses discrètes. — Le chiffre de 5 centimètres cubes par kilogramme, soit 1/2 litre pour un corps de cent kilogs représente le chiffre moyen accordé par M. Loeper. C'est peu, chez un homme actif et se dépensant beaucoup ; une dose de un litre pour cent kilogs de poids ne saurait encore compter comme un excès, à condition naturellement que le vin soit absorbé pendant les repas et jamais dans leur intervalle.

Sans doute, en cours de route, et consommé à trop haute dose, l'alcool est susceptible de produire des méfaits. Il entraîne une sécrétion abondante de la muqueuse stomacale, et cette action, qui favorise la digestion d'un sujet normal, est susceptible d'aggraver singulièrement un estomac dont la fonction sécrétoire est déjà suractivée. De plus, même à l'état normal, pareil coup de fouet, quand il est trop prolongé, ne va pas sans inconvénient. Des troubles dyspeptiques se déclarent, dont la pituite matinale révèle la nature. Le foie s'irrite au passage, prépare le terrain à la cirrhose, l'organisme s'épaissit, non pas seulement dans le sens de la production surabondante de tissu adipeux, mais aussi, et ce qui est plus grave, dans le ralentissement apporté aux réactions défensives, quand une maladie entre en jeu.

Quelle quantité d'alcool peut donc être autorisée sans tomber dans l'abus ? Atwayer, A. Gauthier, chez un sujet sain, fixent le chiffre à 1 gramme par kilogramme du poids du corps. Soit pour un corps de 70 kilogrammes, 70 grammes d'alcool, ou 700 grammes de vin. En général, cette dose est tolérée. Dans les pays vignobles, même elle est dépassée. La longévité des vignerons témoigne de l'absence de danger ; un vin frelaté arrosant une table sobre d'albuminoïdes, et quand une vie active favorise les mutations nutritives, ce vin est loin de nuire à l'équilibre nutritif et favorise le maintien des forces.

Ne médisons donc pas de l'alcool, surtout sous la forme de vin, de bière ou de cidre. Rappelons-nous que si ceux qui se livrent à des abus excessifs meurent souvent jeunes, ceux qui les suivent tout de suite pour le grand départ sont des buveurs d'eau. Les consommateurs modérés de vin, ce sont eux qui détiennent la palme de la longévité. C'est ainsi que les alcooliques meurent en moyenne à cinquante-trois ans et les buveurs d'eau à cinquante-neuf ans. Ceux qui usent du mélange de vin et d'eau dépassent ces âges et atteignent en moyenne soixante-trois ans (Legrand).

Nous ne répéterons donc pas, avec la plupart des hygiénistes contemporains, que le vin est un aliment déplorable. Certains hommes

s'en passent aisément ; d'autres tombent, à s'en priver, dans un état
de faiblesse inquiétant. Dire que ces derniers sont comme les morphinomanes qui ont besoin de morphine, que l'anéantissement physique
où ils tombent résulte de la privation de l'excitant habituel, est
s'inscrire contre les données de la clinique. Un sentiment d'impuissance
qui fait suite à la suppression de l'excitant, dure quelques jours,
quelques semaines. Ici, il se prolonge indéfiniment. Aussi, des sujets
qui n'ont pas fait usage de vin pendant six mois, un an, y reviennent
plus tard, et simplement pour combattre un état de défaillance dont
ils n'arrivaient à se relever qu'incomplètement.

Ces données générales nous ouvrent aisément l'entrée des détails
particuliers. Le vin, la bière, le cidre, les eaux-de-vie nous retiendront
successivement.

I. LE VIN. — Nous venons de voir que le vin est permis à l'état
normal : une quantité de 70 centilitres à un homme pesant 70 kilogs,
ce chiffre devant être baissé à 35 centilitres quand le sujet ne se
donne pas d'exercice et pouvant être porté à 1 litre ou 1 litre 1/2,
quand une grosse fatigue physique doit être quotidiennement supportée. Le peuple des campagnes surtout, qui mange peu de viande,
monte instinctivement à ces chiffres et il n'y a point à crier à l'abus
quand le vin est naturel. Dans les ordres religieux, le vin est en général admis. Les trappistes qui travaillent la terre ont quotidiennement une bouteille en hiver et 1 litre en été. Supprimer à la fois la
viande et le vin d'une table monacale est ouvrir la porte à des fai-
blesses et déchéances organiques inquiétantes.

Chez les malades, il convient de se montrer prudent. A certaines
préparations spéciales incombent sans doute en partie les responsa-
bilités des troubles produits.

Les vins sont-ils plâtrés, ils présentent une acidité exagérée, due
à la présence du sulfate acide de potasse dont la proportion peut
atteindre jusqu'à 8 grammes par litre. Il en résulte une excitation
plus vive de l'estomac. Le méchage du vin, qui consiste dans l'utilisation de l'acide sulfureux, augmente également l'acidité. L'acide
salicylique surajouté (ce dernier à titre antiseptique), le vinaigre
avec addition d'alcools de mauvaise qualité, à côté de l'acidité, les

matières colorantes doivent également être accusés. Ils ont leur part dans les accidents de l'alcoolisation que l'acidité normale du vin (tannin et tartrates), serait souvent incapable de réaliser à elle seule.

En sorte que les *hyperchlorhydriques*, les sujets atteints de *fermentations anormales* voient leurs troubles aggravés du fait de l'usage du vin. Les *dyspeptiques nerveux* s'en trouvent tantôt bien, tantôt mal. L'effet dépend de l'absence ou de la présence de troubles de sécrétion concomitants. S'il existe de l'excitation sécrétoire, le résultat est d'ordinaire fâcheux. L'emploi de poudres magnéso-bismuthées permet toutefois de réduire l'excitation stomacale et favorise la tolérance du vin, dont nombre de sensitifs actifs ne peuvent se passer. Le remède est mieux toléré quand l'hypochlorhydrie seule est en cause. Dans les dyspepsies par insuffisance, un peu de vin vieux de Bordeaux (100 grammes) mêlé d'eau réussit souvent. Un peu de vin pur après les repas combat les sensations de ballonnement.

Il est certain que certaines *atonies stomacales* — et c'est le fait de nombre de dyspeptiques exempts de troubles de sécrétion — sont tout de suite améliorées par l'usage modéré du vin. L'indication de cette boisson nous semble, avant tout, résider dans le défaut de contractilité stomacale non accompagnée de troubles sécrétoires manifestes.

Le vin vieux, moins acide, moins riche en matière colorante et en crème de tartre, lesquelles se sont déposées — ce vin doit être conseillé de préférence. Le vin blanc de Bordeaux — peu acide — est supporté le plus aisément. Les champagnes, du fait de l'acide carbonique qu'ils contiennent, peuvent être conseillés par intervalles. L'usage prolongé au delà de quelques jours, par l'excitation trop vive qu'ils provoquent, risque d'entraîner des rechutes rapides. Il convient de se méfier des champagnes pour les dyspeptiques.

Par contre, mêlé d'eau, le champagne aux doses de 10 cuillerées à bouche par jour, réussit très bien dans *les maladies fébriles à longue échéance* (la fièvre typhoïde) et les *infections adynamiques* (pneumonie des vieillards). Dans les maladies infectieuses de courte durée, les boissons aqueuses simples valent, en général, mieux que les boissons alcooliques, ou du moins celles-ci ne doivent être administrées qu'à doses très faible et à titre simplement diurétique (100 à 200 grammes de vin).

Il est une catégorie de sujets où toutes les boissons alcooliques — recherchées avec avidité — risquent d'entraîner un abus rapide ou de provoquer des aggravations immédiates. A l'état de santé, ce sont les *nerveux* ; sujets à des dépressions subites du fait des dépenses d'énergie exagérée qu'ils consacrent à leur activité ou à leurs émotions, ils ont tendance à chercher dans l'alcool le stimulant qui les remonte et les remet d'aplomb. C'est dangereux. Très vite les quantités absorbées s'élèvent et l'alcoolisme guette. Les *neurasthéniques* étant des nerveux qui ont épuisé leurs réserves, sont encore plus exposés. L'alcool qu'ils absorbent les réchauffe au prix d'une aggravation immédiate. Un organisme fatigué ne supporte pas de coups de fouet. L'alcool, s'il n'est point pris modérément, agit comme tel. Un accablement plus grand suit chaque essai nouveau. Néanmoins si l'épuisement avait succédé à des restrictions alimentaires, l'amélioration peut être immédiate.

II. La bière. — La bière est un aliment plus riche que le vin. Renfermant moitié moins d'alcool (4 à 5 % au lieu de 10 %), elle laisse par évaporation un extrait sec considérable (50 à 70 grammes de résidus : hydrates de carbone, maltose, dextrines, matières albuminoïdes peptonisées).

Moins excitante que le vin, elle peut être permise à table aux sujets normaux et à nombre de dyspeptiques. Les hyperchlorhydriques, après leur régime d'eau ou de lait, la supportent généralement, de même les hypochlorhydriques. Il importe seulement de n'en pas consommer une quantité trop abondante. La bouteille habituelle, c'est trop. Une moitié suffit.

D'autre part, il convient de se méfier des falsifications. Le houblon a été souvent remplacé par du buis, de l'aloès, de l'acide picrique. Pour éviter la fermentation, on a ajouté de l'alcool de grain, des bisulfites, de l'acide salicylique. En été surtout, ces dernières additions sont fréquentes. De là une intolérance immédiate, une aggravation de l'état dyspeptique. Le syndicat des brasseurs nous a écrit que ces falsifications n'existaient plus. Nous ne demandons pas mieux que de le croire.

Ajoutons l'action excitante sur les voies urinaires, le réveil. que la bière suscite, des blennhorragies mal éteintes. Il faut se méfier de cette boisson chez les rénaux et les prostatiques. En pareil cas, c'est surtout par la quantité absorbée que la bière en général produit ces méfaits.

En fait, c'est la boisson néfaste, parce qu'elle est ingurgitée par litres : 4, 5 litres par jour, sont une dose fréquemment atteinte. L'alcoolisme chronique, la distension stomacale, l'obésité, le diabète, l'hypertension artérielle, l'hypertrophie du cœur (cœur de bière), voilà les conséquences. Sans compter la lourdeur et l'opacité de l'esprit. En présence d'une maladie infectieuse, le buveur de bière résiste mal, plus mal peut-être encore que le buveur de vin, parce que ses tissus sont plus copieusement encombrés de graisse.

III. LE CIDRE. — Le cidre moins riche en alcool que la bière (3 à 4 %), a une acidité initiale moindre que le vin, mais celle-ci augmente vite avec l'altération du breuvage. De l'acide acétique se forme. Pour éviter la fermentation, on ajoute de l'alcool, du bisulfate de chaux, de l'acide salicylique. Tout cela est déplorable.

Des troubles gastriques, de la diarrhée se produisent. Frais et bien préparé, le cidre constitue une boisson de table excellente. Elle est laxative, diurétique, anti-goutteuse (Pascault). Cet effet anti-goutteux, M. Motais (d'Angers) en a jadis vanté les avantages.

N'oublions pas que si le cidre renferme peu d'alcool, les pays de sa production sont les plus ravagés par l'alcoolisme. Les populations consomment à côté du cidre des quantités fabuleuses d'eau-de-vie. Donc le cidre frais et non frelaté, soit, mais pas de liqueurs, à côté.

IV. LIQUEURS ET EAUX-DE-VIE. — Elles sont inutiles. Le vin peut rentrer dans une alimentation normale, les liqueurs et l'eau-de-vie jamais. Elles ne seront servies que par exception aux gens bien portants et leur emploi se retiendra à titre de médicaments à certains malades.

Un petit verre de cognac ou de liqueur facilite la digestion. Mieux vaut ne pas s'engager dans une habitude de cet ordre, et se contenter, dans certaines conditions déterminées, de prescrire comme boisson de l'eau-de-vie fortement délayée. Aux dyspeptiques nervo-moteurs, une cuillerée à dessert de cognac par verre d'eau constitue une boisson souvent mieux tolérée que le vin ou la bière ; un verre par repas.

Un verre de liqueur pure de temps à autre, fouettera les digestions languissantes, n'y recourons point toutefois plusieurs jours de suite. Si du vin est pris pendant les repas, très vite, grâce à l'adjonction d'un petit verre, les quantités d'alcool permises sont dépassées.

D'autant qu'il convient de compter avec les falsifications de l'alcool. Dire que l'alcool éthylique ou vinique est le moins dangereux de tous, c'est exact. Mais cet alcool par lui-même n'en produit pas moins une intoxication très réelle. Mon premier professeur de chimie s'entêtait à déclarer l'alcool éthylique inoffensif. Il fabriquait lui-même des liqueurs de table à son laboratoire. Très vite il sombra dans un alcoolisme déplorable.

Les alcools propylique, butylique, amylique sont deux à quatre fois plus toxiques. De ce fait, ils n'enlèvent rien à l'alcool éthylique de sa puissance nocive, moindre sans doute, mais tout de même très fâcheuses.

Dans les *maladies* infectieuses, l'emploi des boissons alcoolisées sous forme de grogs a résisté aux revirements de la fortune.

Un à deux grogs par jour à une *grippe*, une *fièvre typhoïde*, une *pneumonie*, la pratique est demeurée courante et les malades s'en trouvent bien.

Les essences renfermées dans des liqueurs ajoutent leur action toxique à celle de l'alcool. On sait les dangers de l'absinthe, la violence de caractère, la fréquence des hallucinations, des crises épileptiformes, que provoque son usage. Cette dernière boisson est une arme permanente dirigée contre la santé d'une nation : elle ne se réclame d'aucune utilité. La seule qu'elle possède a trait à l'intérêt de ses fabricants. Elle leur a valu toutes sortes d'honneurs et les a fait décorer tous sans exception.

IX

LE RÉGIME DÉCHLORURÉ

Il y a vingt-cinq ans, lorsque furent instituées les règles du régime déchloruré, tout en admirant la belle découverte de MM. Widal et Javal, des médecins, dont nous fûmes avec Huchard, crurent, au nom de la clinique, devoir formuler quelques réserves. Il y avait autre chose que des chlorures ; des composés azotés toxiques pouvaient être retenus simultanément dans les humeurs, et au moins aussi souvent que les chlorures étaient responsables des troubles morbides constatés, dyspnéiques ou autres. Aujourd'hui, la lumière est faite. M. Widal, M. Ambard, poursuivant leurs travaux d'investissement et ouvrant de nouvelles tranchées, nous ont parlé de la rétention, non plus des chlorures dans les tissus, mais de l'urée dans le sang. A l'état normal, le chiffre de l'urée dans le sang oscille au-dessous de 50 centigrammes par litre ; de 1 gramme à 1 gr. 50, il y a azotémie moyenne ; à 1 gr. 50, azotémie forte ; au-dessus de 2 grammes et 3 grammes, l'azotémie est très forte et indique une gravité assez prochaine dans le pronostic.

Cette notion restreint sinon les indications du régime déchloruré, au moins le chiffre des régimes où entre la viande sans sel. Dans les néphrites avec azotémie, la viande, fût-elle déchlorurée, est dangereuse. Au nom de la clinique et dès 1904 nous y avions, avec Huchard dénoncé l'imprudence.

Chaque jour apportant sa pierre, d'autres sujets à peine ébauchés voient peu à peu s'ébaucher leur façade. Telle est la question de l'hypertension artérielle. Ambard nous avait appris que le régime déchloruré est susceptible de baisser la tension artérielle. De là à le prescrire chez tous les hypertendus, il n'y avait qu'un pas. Le franchir c'était appliquer une conception thérapeutique univoque à des faits cliniques dissemblables.

Une étude personnelle nous permet de ne pas accepter en bloc la proposition de M. Ambard, reprise par M. Valléry-Radot : à savoir que tous les cas d'hypertension artérielle permanente, ressortissent à une lésion rénale. Cliniquement et comme nous l'avons démontré, on rencontre quatre formes bien distinctes d'hypertension artérielle permanente, c'est-à-dire se prolongeant au delà de quelques semaines : 1º l'hypertension artérielle des *rénaux* ; 2º l'hypertension artérielle des *scléreux artériels* qui n'ont point de lésion rénale fonctionnelle apparente ; 3º l'hypertension artérielle des *obèses* ; 4º l'hypertension artérielle des *asystoliques*. Chez les nerveux, il se produit parfois des crises hypertensives où la tension minima s'élève également — cela dans quelques heures. — Au bout d'une bonne nuit, tout est passé.

Nous reviendrons plus loin sur ces différentes formes. Mais dès maintenant, l'on comprend que le régime déchloruré agit sur elles d'une façon fort inégale, puisqu'au moins il est en trois, l'hypertension des obèses et des asystoliques, qui, bien traitées, conquièrent très vite leur certificat de guérison. Quant à l'hypertension des nerveux, elle n'est point totalement permanente.

Ces données plus précises s'ajoutent au bagage sans altérer la valeur des notions préalablement acquises. Le lecteur se rappelle la pathogénie des œdèmes par rétention chlorurée. Lorsque les reins sont lésés, le sel filtre plus difficilement. Retenu dans l'organisme, il ne peut séjourner en quantité excessive dans le sang. Le sang ne tolère que 7 grammes à 7 gr. 50 de sel p. 1000. Force est alors au sel de chercher un refuge ailleurs ; c'est dans les espaces conjonctifs qu'il le trouve, appelant à son secours et pour obtenir la dissolution dont il a besoin, la sérosité des organes voisins dans la proportion de 1.000 grammes pour 6 grammes. Le malade augmente de poids, les œdèmes se constituent, des épanchements envahissent les séreuses. Supprimons le sel de l'alimentation, c'est au sel des œdèmes de s'écouler au dehors et avec lui son eau de dissolution.

D'où l'indication primordiale du régime déchloruré dans les œdèmes d'origine rénale, œdèmes mécaniques avant tout. Aussitôt qu'un élément inflammatoire s'adjoint à la cause mécanique, les résultats sont beaucoup moins satisfaisants. Dans les ascites de la péritonite tuberculeuse ou cancéreuse, dans les pleurésies, dans les phlébites, etc., le médecin pourra ordonner le régime. Il en retirera un bénéfice très incertain.

Les maladies du rein et du cœur, certaines variétés d'hypertension artérielle composent le grand chapitre où se manifestent les avantages. Ce sont de tous les états morbides ceux qui réclament à certaines périodes du moins et le plus impérieusement l'institution de ce régime. Pour nombre d'autres affections, celles entre autres dont nous venons d'énumérer quelques-unes, des améliorations peuvent suivre l'emploi de la même diététique ; ce sont les états morbides qui acceptent le régime, mais sans rien promettre de décisif au point de vue de l'amélioration. Ces considérations générales nous permettent de diviser notre étude en ces deux chapitres : 1º Maladies, qui *réclament* le régime déchloruré ; 2º Maladies qui *acceptent* le régime déchloruré.

Seulement, ce régime, dans aucun cas, ne sera un régime de début. Il suivra toujours une autre diététique antérieure : régime hydrique, hydrolacté, lacté. Amorcée par cette diététique plus sévère, la marche favorable sera ensuite poursuivie à l'aide du régime déchloruré. Ce dernier institué à l'origine ne rendra jamais des services comparables à ceux qu'il assure, relégué ainsi à l'état de régime de second pla.n

II. Technique générale du régime. — Après quelques jours des régimes hydrique (1.200 grammes de liquide), hydrolacté (600 gr. de lait, et 600 grammes d'eau), voire lacté (1 litre de lait, le lait renferme 1 gr. 70 de chlorures par litre ; vaut mieux donc user du lait déchloruré) qui sont dans leurs compositions diverses les diététiques de déchloruration les plus efficaces, le médecin pourra prescrire une alimentation solide et sans sel.

Les résultats qu'il obtiendra seront d'autant meilleurs que le malade gardera le lit. La résorption des œdèmes qui suit la déchloruration lui vaudra les diminutions de poids étonnantes : 1 kilogramme et davantage par jour : Widal et Javal ont vu un brightique perdre 28 kilogrammes en dix-sept jours.

Une fois que le poids reste stationnaire, on peut considérer la déchloruration en général comme achevée. A ce moment, le médecin autorisera des quantités de 4 grammes, de 5 grammes de sel : le poids n'augmentant pas indique que la dose est éliminée.

Pour l'ordinaire, il en sera ainsi et la tolérance sera aisément obtenue. En effet, ce que les classiques oublient trop de signaler, c'est l'importance de la congestion superposée à une lésion rénale. C'est cette congestion surtout qui empêche la filtration de chlorures, congestion active suite d'infection générale, d'écarts de régime, de refroidissement, de fatigue, de longs voyages en chemin de fer ; congestion passive, suite de fléchissement dans le myocarde. Décongestionnez le rein par le repos au lit, des émissions sanguines et le régime hydrique. Si le cœur fléchit, décongestionnez le rein par l'emploi de la digitaline. La filtration aux chlorures pourra se rétablir vite.

En sortes que les régimes déchlorurés, s'ils font suite aux pratiques décongestionnantes que nous venons de dire, n'auront pas le plus souvent besoin d'être poursuivis très longtemps. Quinze jours, trois semaines, un mois représentent les durées extrêmes. Le régime hypochloruré avec 5 ou 6 grammes de sel, soit environ la moitié de la quantité absorbée à l'état normal, sera ensuite ordonné. Il suffit aux besoins salins de l'organisme sans fatiguer le cœur ni les reins.

S'entêter au régime déchloruré au delà de quelques semaines est courir des risques sur lesquels nous avons également insisté avec Huchard : risques gastriques avec inappétence et digestions difficiles, albuminurie, risques accrus d'hémorragie cérébrale dans les cas d'hypertension permanente d'origine rénale. L'urée sanguine augmente (Blum). Il y a une vingtaine d'années, avec les longs mois de régime déchloruré auxquels étaient soumis les malades, les hémorragies cérébrales éclataient dans la néphrite interstitielle avec une fréquence, que ce semble, elles ne connaissent plus depuis. Un accident de cet ordre se conçoit aisément si l'on songe que dans l'hypertension artérielle, les parois des vaisseaux condamnés à un travail plus considérable ont aussi besoin de plus de résistance. Cette résistance

comment la réaliser du moment que l'absence prolongée de sel alimentaire risquait d'entraîner une nutrition défectueuse de la paroi ?
Et si l'urée sanguine monte, les tissus baignent en plus dans des
humeurs viciées qui diminuent leur vitalité. Nous savons que MM. Widal et Javal ont traité de légende la relation du danger qui résulte-
rait d'une diététique déchlorurée poursuivi de longs mois. Sur ce
chapitre, les deux auteurs nous excuseront de ne point partager,
leur avis.

Les recherches de Lœb apportent du reste une confirmation
biologique du rôle actif du chlorure de sodium dans le mécanisme
des mutations nutritives. Chaque cellule est entourée d'une membrane proétique qui empêche l'entrée des substances étrangères et
nuisibles. Le rôle du sel dans l'économie, associé à de faibles doses
de chlorure de potassium et de calcium, est de maintenir l'intégrité
de cette membrane de défense. Faute de sel, le rempart cellulaire
est entamé et le déséquilibre pénètre, déséquilibre de nutrition qui
altère le fonctionnement intime de la cellule. De quels sacrifices un
malade paie le danger d'une déchloruration trop prolongée, ces vues
biologiques permettent de le comprendre.

Les aliments qui composeront le régime déchloruré seront choisis
parmi ceux qui contiennent le moins de chlorure. Le lait renferme
environ 1 gr. 70 de sel par litre. On ne le permettra pas aux doses de
plus de 1 litre réparti entre le premier déjeiner du matin et le goûter,
le reste de liquide étant pris sous forme d'eau (250 grammes) chaque
jour, au repas de midi et du soir ou si l'on peut se procurer du lait
déchloruré, c'est ce dernier qui sera choisi.

Le *pain* de Paris renferme 12 grammes de sel à 16 grammes (crois-
sants) de sel, celui de province, de 8 à 10 grammes. On en permettra
de 50 à 100 grammes par repas (soit environ 1 gr. 50 à 2 grammes de
sel par jour). On peut encore utiliser le pain déchloruré qui ne contient que les 0 gr. 70 de chlorures provenant de la farine.

La *viande* (1 gramme de sel par kilogramme) peut être prise grillée,
rôtie, assaisonnée de beurre ou de citron. En général, elle est inutile
Si on la tolère, ne pas employer des condiments irritants, tels que la
moutarde ou le vinaigre. Ils offrent l'inconvénient de fatiguer l'estomac. Les hématémèses d'origine stomacale étaient plus répandues

dans les néphrites interstitielles, il y a quelques années, à la période de folie déchlorurante, qu'aujourd'hui où le sentiment de la mesure est rentré dans les ordonnances.

Les *poissons* de mer contiennent 4 grammes de sel par kilogramme, on les remplacera par des poissons d'eau douce. Très dangereux le *bouillon de viande*, à la fois par les principes azotés et les quantités de chlorures qu'il charrie. Un œuf compte 0,07 de sel ; il les faut frais, à la coque ou brouillés. Le *beurre*, la *crème fraîche*, les *fromages non salés* sont excellents. Ce sont surtout les *légumes*, les *céréales*, les *fruits* qui composeront la base de l'alimentation. Les *pommes de terre* sont acceptées sans sel, cuites à l'eau ou au four, en purées, frites, avec du lait. Le *riz* au lait et au sucre compose un entremets nourrissant. Ajoutons les *petits pois* au beurrre et au sucre, les *purées de marrons*, les *carottes*, les *poireaux*. Les *pâtes*, les *légumes* verts sont plus malaisément acceptés sans sel, de même se méfier des salades à l'huile et au vinaigre qui compromettent assez vite les fonctions de l'estomac. Comme entremets ou desserts : *pâtisseries, puddings, crèmes cuites, fruits, confitures, chocolat.*

Les 3 à 5 grammes de sel qui seront permis au bout de quelque temps serviront surtout à saupoudrer les aliments qui paraîtraient fades sans cette adjonction : poisson, pâtes, légumes verts.

Nous faisons toutes nos réserves pour les épices irritantes : estragon ou vinaigre. Du jus de citron, de l'oignon, du persil, des feuilles de laurier sont employés sans inconvénient ; comme boisson : de l'eau ordinaire ou légèrement minéralisée.

La ration alimentaire sera ordonnée d'après ces renseignements. Les menus déchlorurés diffèrent suivant qu'on ajoute ou non de la viande. M. Widal autorisait en général 200 grammes de viande. Nous préférons nous en abstenir. Dans les maladies des reins, des risques de rétention azotée peuvent s'ensuivre, des analyses d'urée sanguine ne peuvent être pratiquées tous les quinze jours dans la clientèle et le régime déchloruré fait monter les chiffres de l'azotémie ; au surplus, les maladies de cœur, aussitôt que le myocarde fléchit, soit en raison de la suractivité circulatoire que la viande impose aux parois du tube digestif, soit en raison de la congestion de foie concomitante, soit en raison d'une sorte d'inhibition dans la contraction du myocarde qui suit l'excitation de la paroi 'stomacale, éprouvent une fatigue plus considérable du fait de l'alimentation carnée.

Comme composition de menu, nous trouverons des types approchant de ceux qui sont recommandés dans les hyperchlorhydries.

Menu déchloruré

Petit déjeuner. — Café au lait sucré (si posssible, lait déchloruré), 240 à 250 grammes ; pain déchloruré, 30 grammes ; beurre, 10 gr.

Déjeuner. — 3 à 4 pommes de terre cuites à l'eau (environ 250 gr.) ; pudding au riz, 100 grammes ; marmelade de pommes ou confitures, 150 grammes ; pain déchloruré, 100 grammes ; eau, 250 grammes.

Goûter. — Lait, 250 à 500 grammes, 2 biscottes déchlorurées.

Dîner. — Potage au lait et pâtes, 300 grammes ; œufs à la coque n° 2 ; beurre, 10 grammes ; nouilles ou macaroni, avec très peu de fromage de gruyère rapé. (Le gruyère en effet malgré son goût salé ne renferme que peu de chlorure de sodium (0,07 par cuillerée à soupe de 14 gr.) de gruyère) ; pomme cuite, 100 gr. ; pain déchloruré, 100 grammes ; eau, 250 grammes.

Cuire les aliments sans sel.

Dans les maladies de cœur, il sera bon de faire le repas du soir peu abondant. Un œuf et un potage, 30 grammes de pain suffiront pour l'ordinaire.

On sait que certains médicaments, la *théobromine* (2 cachets de 50 centigrammes par jour) ont une action déchlorurante manifeste. On la prescrira par périodes de dix, quinze jours, séparées par des intervalles de quelques jours, de manière à ne pas trop épuiser son action.

III. MALADIES QUI RÉCLAMENT LE RÉGIME DÉCHLORURÉ. — I. *Maladies des reins.* — Les néphrites épithéliales hydropigènes et les néphrites interstitielles à l'heure des congestions actives (écarts de régime, etc.) ou passives (acccidents cardiaques) réclament un régime déchloruré, tant que persistent les œdèmes. Comme ce régime n'est institué qu'après une période de régime hydrique ou lacto-hydrique avec repos au lit, la suppression absolue du sel n'est d'ordinaire pas nécessaire au delà de quelques semaines. On permettra les œufs en quantité modérée, car l'albumine qu'ils contiennent risquerait d'altérer le rein au passage. Von Noorden en autorise un maximum de deux par jour. Ils seront donné cuits, de façon à permettre à l'albumine d'être plus aisément attaquée par les sucs digestifs.

Parmi les viandes, le jambon, la volaille, le poisson frais, le mouton, le porc frais, sont les moins dangereuses.

Pas de gibier, de canard, surtout pas de canard à la rouennaise, pas de boudin, de saucisses, de pâté.

S'il existe du galop cardiaque, mieux vaut tout à fait supprimer la viande, celle-ci étant, comme nous l'avons vu, une cause de fatigue exagérée pour le myocarde.

Surtout pas de lait comme boisson aux repas où est consommée de la viande. Il risque d'entraver la digestion et comme tel, d'augmenter l'albumine. De l'eau pure, et si le malade est très faible, un peu de vin de Bordeaux rouge (50 à 100 grammes) mêlé d'eau (200 grammes) constitueront la boisson habituelle.

II. *Maladies du cœur.* — Si le cœur ne défaille pas, le régime déchloruré est inutile. On n'y aura recours qu'en cas de fléchissement myocardique et après une période de régime hydrique ou hydro-lacté qui aura fait, à l'aide de très faibles doses de digilatine, disparaitre les œdèmes. La théobromine sera adjointe, tandis qu'elle sera souvent présentée seule dans les maladies des reins.

Comme aliments, très peu de viandes ou même pas du tout. Le vin sera toléré (100 à 150 grammes à midi), mais on veillera à ne pas dépasser un chiffre de boissons de 1.000 à 1.200 grammes par jour, qui représente du reste également la quantité requise dans les maladies des reins. Un à deux jours par semaine de régime hydro-lacté (400 grammes d'eau et 400 grammes de lait) avec repos au lit seront utiles dans les asystolies tenaces, la quantité de sel permise les autres jours, avec le régime alimentaire habituel, ne dépassant guère 5 ou 6 grammes.

Comme nous l'avons vu, le cardiaque doit très peu manger au repas du soir.

III. *Hypertension artérielle.* — 1° L'*hypertension artérielle* de la *néphrite interstitielle* exige la suppression du vin et la réduction des chlorures aux environs de 3 ou 5 grammes. Qu'on supprime complètement le sel pendant quelques semaines, aucun risque n'est à craindre, Au delà de ce terme, des accidents pourraient survenir (troubles gastriques, hémorragies cérébrales, augmentation de l'albumine et de l'urée sanguine) comme nous l'avons vu plus haut. A quoi bon s'obstiner du reste ? Une continuation plus longue du régime déchloruré absolu n'abaisserait en rien une hypertension artérielle qui reste, dans l'espèce, est favorable et permet, malgré l'obstacle rénal, à la dépuration urinaire de s'accomplir.

2° L'hypertension artérielle des scléreux artériels dont le rein n'est point fonctionnellement touché, ne réagit pas davantage vis-à-vis le régime déchloruré. Ces sujets ont des urines normales, Bonne élimination des chlorures et de l'urée ; pas d'azotémie sanguine. Néanmoins, l'hypertension qui, d'ordinaire, atteint 23 ou 24 (maxima au Pachon-Gallavardin) peut dépasser ces chiffres et monter jusqu'à 28 ou 30, comme dans l'hypertension d'origine rénale. Par contre la tension minima s'élève beaucoup moins et ne dépasse guère 10 ou 11 en moyenne. On évitera surtout à ces malades exposés à l'hémorragie cérébrale, les crises d'hypertension passagères surajoutées, telles que celles qui suivent les courses, les excès de table, le froid, les abus de tabac, l'usage du vin et du café.

3° Avec l'hypertension artérielle des *obèses* qui monte à 24, 26, 28 (maxima, 10-12 minima au Pachon), le régime sinon déchloruré, au moins hypochloruré, reprend ses droits. Seulement ici nous prescrirons les viandes (100 grammes au repas de midi, 50 grammes au repas du soir, grillées, rôties, sans jus ni sauces) et au lieu de potages sucrés et des pâtes, ordonnerons les légumes verts apprêtés avec très peu de beurre et très peu de sel. Pas plus de 30 à 50 grammes de pain par repas. La théobromine sera prescrite quelques semaines de suite. Les obèses, entre leurs cellules adipeuses, laissent stagner en effet un liquide salé qui, s'éliminant les premiers jours et alors qu'il n'existe pas d'œdème apparent, détermine, de par son élimination, une diminution quotidienne de poids de 500 à 600 grammes. Au bout de quelques jours, la diminution de poids se réduit et ne dépasse plus 150 à 200 grammes ; les œdèmes interstitiels latents ayant été éliminés, la perte de poids ne se poursuit plus avec la même rapidité. Une moitié des obèses au-dessus de quarante ans sont atteints d'hypertension artérielle.

4° L'hypertension artérielle des *asystoliques* est chose plutôt rare. C'est l'hypertension que M. Potain appelait hypertension par obstacle veineux. Gallavardin la considère toujours comme très peu accusée. Toutefois, avec le Dr Bossu de Vanves, nous avons vu un cardiaque âgé de quarante-neuf ans avec insuffisance aortique et dilatation du cœur. Sa tension artérielle indiquant 27 au Pachon (tension maxima) et s'étant maintenue pendant des semaines à ce niveau, tomba à 21, aussitôt le cœur revenu sur lui-même.

Nous ne savons si ces hypertensions asystoliques tiennent, comme l'ont jusqu'aujourd'hui pensé les auteurs, à l'obstacle qu'oppose à la circulation artérielle la stase sanguine dans les capillaires, et le système veineux. Peut-être convient-il également d'attribuer une certaine influence à la compression des capillaires, et des veines par œdèmes périphériques. Si ces causes avaient néanmoins puissance de produire de l'hypertension artérielle, tous les cardiaques la devraient présenter. Or c'est l'hypotension qu'ils montrent. Il y a donc autre chose que l'obstacle et la compression.

Un de nos cardiaques asystoliques et hypertendus charriait 2 gr. 40 d'urée dans le sang ; après l'évacuation des œdèmes, il ne possédait plus que 1 gr. 39 d'urée. Faut-il attribuer à la rétention des composés azotés une certaine influence sur l'hypertension ? Achard et Paisseau ont insisté sur le rôle possible de l'urée sur l'hypertension artérielle.

Quoi qu'il en soit, la médication s'impose ; régime hydrique hydrolacté, repos au lit, digitaline. Le régime déchloruré continue la diététique.

IV. MALADIES QUI ACCEPTENT LE RÉGIME DÉCHLORURÉ. — Nous sortons ici du domaine des certitudes ; des améliorations s'obtiennent de temps à autre, mais en général aucun avantage évident n'est attaché à l'emploi du régime.

Les maladies du tube digestif, de la plèvre, des vaisseaux, de la peau, des yeux, infectieuses, du système nerveux se sont vu opposer cette diététique avec des résultats divers. Le champ entier de la pathologie a été remué, et bouleversé en tous sens.

L'*hyperchlorhydrie*, quand surtout elle fait suite à l'usage d'une nourriture trop épicée, se trouve bien du régime déchloruré. On sait, du reste, au cours des crises d'hyperchlorhydrie, les avantages du régime lacté, lequel n'est qu'un régime hypochloruré.

La supériorité du régime lacté se manifeste dans maintes autres maladies où la vogue du régime déchloruré avait enregistré au début des succès qui ne se sont guère répétés par la suite ; *ascites d'origine hépatique* (Achard et Paisseau, Froin et Digne, Widal et Javal), ascites de la *péritonite tuberculeuse* (Nobécourt et Vitry),*cancéreuse.* Beaucoup de sel dans l'alimentation augmente l'épanchement, mais l'absence de sel ne le diminue pas toujours. En sorte que Widal et Javal ont écrit avec raison : « Il paraît plus facile au sel ingéré de pénétrer dans l'épanchement que d'en sortir ».

Dans la *phlegmia dolens* (Chantemesse), la *pleurésie*, la même constatation s'impose ; le régime déchloruré améliore moins bien que le régime lacté. Dès la première heure, MM. Chauffard et Boidin avaient témoigné du fait pour la pleurésie.

Les maladies de peau, *dermatoses suintantes* (Ravaut), *ulcères* des jambes (Olivier), les maladies des yeux, *glaucome* (Cantonnet), la *convalescence de la scarlatine* (Dufour, Dopter), le *coryza des albuminuriques* (Jacquet), l'œdème sans *lésions rénales des femmes enceintes* (Bard et Daunay), certaines formes de *neurasthénie*, l'*asthme* essentiel, l'*hystérie*, ont couronné de guérisons les tentatives de déchloruration dirigées contre eux.

Dans deux autres affections, les succès continuent de se poursuivre ; l'*épilepsie* où la réduction du sel favorise, on le sait, l'action des bromures. (Richet, Toulouse). On peut en pareil cas réduire la quantité de sel de moitié, soit environ 5 grammes ou même le supprimer tout à fait. Toutefois la réduction ne sera jamais que mal tolérée par nombre d'estomacs et la suppression totale du sel ne fait qu'affaiblir la résistance gastrique.

La *polyurie essentielle* (Poisot) est également amendée et le fait se comprend, la surchloruration de l'organisme devenant une cause évidente de polyurie.

Le grand nombre d'affections où cette diététique a été mise en œuvre, a réalisé, pendant quelque temps, de la part des observateurs, une sorte d'unité mentale, qui précipitait chacun dans la nouvelle voie ouverte devant lui. Puis l'esprit critique a repris ses droits ; le malade étant moins impressionné par la nouveauté du régime n'en a d'autre part plus retiré des avantages aussi marqués qu'à l'origine. En sorte que le diététique déchlorurée, ramenant des eaux débordées dans un lit plus paisible, a restreint ses indications sans toutefois les abolir dans leur totalité ; elle conserve tous ses droits à titre de régime de réserve et pour poursuivre et amener à se rendre un ennemi déjà vaincu, et mis en déroute par l'action des régimes institués au préalable : régimes hydrique, hydrolacté, lacté.

X

LES RÉGIMES DE SURALIMENTATION

Les régimes de suralimentation, sous ce titre général, qui implique une sorte d'effort dans l'absorption des aliments, ces régimes apparaissent à la façon d'un non-sens thérapeutique. On ne suralimente pas un organisme dans le but de le remettre d'aplomb, on l'alimente suivant ses aptitudes et au gré de ses besoins. La suralimentation détraque bien plus qu'elle ne répare. Il n'est guère qu'une série de malades où ce terme de suralimentation a chance de trouver quelque application : les affections nerveuses où, sur des organes bien portants, règne une volonté malade.

Dans les autres domaines, bourrer des estomacs ne vaut pas mieux qu'en matière d'éducation gaver des cerveaux. Il est assez curieux que cette double illusion ait aveuglé simultanément les esprits : croire que les charges digestives et l'encombrement cérébral avaient comme conséquence nécessaire, ici l'augmentation de vaillance du sujet, et là, un épanouissement merveilleux de ses facultés intellectuelles et morales.

Puisque toutefois les régimes de suralimentation continuent de détenir un reste de faveur, consacrons-leur quelques développements qui finiront, nous l'espérons du moins, par éteindre les dernières lueurs de confiance que leur accordent des obstinés fidèles.

Et d'abord que faut-il entendre par un régime de suralimentation ? Une ration d'entretien renforcée d'un certain nombre d'aliments surajoutés : soit 100 à 200 grammes de viande crue ou 2 à 4 œufs, ou 100 à 150 grammes de sucre (Labbé).

Les aliments azotés (viandes et œufs) sont préférables pour les sujets amaigris qui ont besoin de refaire leurs muscles toutefois, on y ajoutera des hydrocarbones, ceux-ci de digestion aisée, et favorisant la fixation de l'azote en agissant comme aliments d'épargne. L'engraissement du sujet sera activé par l'usage des hydrocarbones et des graisses (bouillies de féculents, pâtes, entremets sucrés, beurres frais).

On veillera à ne pas contrarier les goûts du malade et à choisir parmi les aliments ceux qu'il préfère. L'influence psychique exercée sur les digestions est une notion trop répandue pour qu'il soit utile d'insister.

Le manque d'appétit du sujet ne signifie pas toujours embarras gastrique et nécessité de ménager les voies digestives ; il veut dire souvent moral fortement atteint, crainte injustifiée de la nourriture et s'associe fort bien à un état gastrique qui deviendra tout à fait satisfaisant aussitôt que le malade aura repris confiance en soi.

Il est quatre conditions différentes où le médecin a eu recours à des cures de suralimentation : 1º l'inanition des névropathes ; 2º l'inanition des miséreux ; 3º l'inanition des convalescents ; 4º l'inanition des tuberculeux.

En réalité, et sauf l'inanition des névropathes, les autres états morbides ne réclameront la suralimentation que dans la mesure où un élément névropathique sera venu se surajouter à la déchéance organique du sujet.

1º SURALIMENTATION CHEZ LES NÉVROPATHES. — On connaît la méthode de Weir Mitchell qui associe les facteurs d'isolement et de repos au lit pendant une semaine à une cure exclusivement lactée à l'origine. MM. Déjerine et Gauckler ont repris ce procédé en augmentant les quantités de liquide qu'il comporte. Ils prescrivent la première semaine, 4 litres de lait par jour, la deuxième semaine, 5 litres, la troisième semaine, 4 litres de lait plus 4 œufs, plus 200 grammes de viande crue dans du bouillon. Dans la quatrième semaine, 3 litres de lait en outre des repas du midi et du soir qui apporteront leur ration habituelle de viandes rôties, légumes en purée, pâtes, œufs, compote. La cinquième semaine verra le retour au régime habituel.

Les auteurs ont retiré de bons résultats de cette méthode. Pour des malades journellement suivis à l'hôpital, sans doute. En ville, c'est autre chose. Un sentiment de discrétion retient le médecin et l'empêche de multiplier ses visites, comme il conviendrait. La stimulation quotidienne n'étant plus entretenue par les paroles réconfortantes du guérisseur, une telle surcharge alimentaire risque de fatiguer l'estomac.

Aussi nous trouvons-nous au mieux du régime suivant qui consiste à donner toutes les deux heures et demie un aliment composé d'un plat. Les boissons, sous forme d'eau chaude, sont réduites au minimum 800 grammes à 1 litre) de manière à éviter, chez ces organismes en moindre résistance, les distensions stomacales qui n'ont que trop de tendance à se produire.

Voici une composition de menu qui nous a rendu de grands services chez les névropathes qui ne mangent pas parce qu'ils disent souffrir ou ressentir des ballonnements douloureux de l'estomac. Ajoutons dès maintenant qu'une autre catégorie de malades en retire un bénéfice immédiat : nous voulons dire les sujets atteints de crises d'angine de poitrine organique. Dans ce dernier cas, la réplétion moindre à l'estomac, à chacun de ces nombreux repas, a sans doute pour effet de moins gêner le travail du cœur. Pour les névropathes, l'explication est autre. La nécessité de prendre un repas toutes les deux heures et demie leur impose des formules d'obéissance qui inscrivent, dans leur esprit, des disciples obligatoires. Or, une discipline est un retour à l'ordre dans la conduite qui appelle l'ordre dans les idées et corrige le chaos des sentiments.

Menu par petits repas d'un plat toutes les deux heures

A 7 heures et demie. — Un œuf à la coque, 30 grammes de pain, un verre à bordeaux d'eau chaude.

A 10 heures. — 5 cuillerées à soupe de compotes de fruits (pruneaux, pommes), 2 gâteaux secs, un verre à bordeaux d'eau chaude.

A midi et demie. — Viandes blanches (poisson cuit au court-bouillon, volaille rôtie), jambon, côtelettes sur le gril (60 grammes environ), 40 grammes de pain, un verre à bordeaux d'eau chaude.

A 3 heures. — 5 cuillerées à soupe de gâteau de riz ou de semoule, un verre à bordeaux d'eau chaude.

A 5 heures et demie. — Lait ou cacao au lait (250 grammes) ; 20 grammes de pain.

A 8 heures. — 2 à 3 pommes de terre cuites à l'eau avec 20 grammes de pain, un verre à bordeaux d'eau chaude.

Les malades se pèseront tous les jours. Ils peuvent, peu à peu, augmenter cette ration si leur poids reste stationnaire. Continuer environs deux mois de suite.

En cas de ballonnement stomacal, après 4 à 5 de ces repas des cachets de bicarbonate de soude (0 gr. 20) avec des poudres absorbantes, craie et magnésie (0 gr. 15 de chaque), ou plutôt recourir, si le sujet dort mal, aux poudres bismuthées (10 gr. de sous-nitrate de bismuth (Codex 1884) à jeun), ou au kaolin (10 grammes à jeun) quinze matins de suite.

Continuer le système des petits repas environ deux mois.

Flattés de ce régime qui les distingue du commun des mortels, les névropathes — anorexiques nerveux, gastralgiques sans ulcère — s'y soumettent avec docilité et en retirent, en général, un avantage immédiat.

2º INANITION DES MISÉREUX. — Prononcer le terme suralimentation à l'occasion de ces pauvres diables, ne nous semble pas une expression juste. Ils ont faim et réparent leurs pertes. La ration qu'ils reçoivent dans les hôpitaux de Paris les fait engraisser très vite, mais cette ration demeure fixée dans les limites normales. Dépasser les chiffres convenus impliquerait une générosité inutile, puisque les inanitiés n'en ont pas besoin pour se remettre, et souvent dangereuse, leurs organes délabrés par le jeûne n'étant pas aptes aux surcharges alimentaires successives.

3º INANITION DES CONVALESCENTS. — Au hasard de la maladie en jeu et aussi du fonctionnement gastrique, il convient de modifier les prescriptions alimentaires. Il arrive que des convalescents n'ont aucun appétit. Est-ce en raison d'une légère gastrite médicamenteuse ou simplement d'une langueur dans les contractions stomacales,

liées à l'affaiblissement du sujet ? Les poudres absorbantes, les amers
(noix vomique) trouveront leur emploi, et le médecin veillera à ne
pas se lancer dans une suralimentation agressive.

Certaines maladies, telles que la *grippe*, laissent après elles des
troubles dyspeptiques, qui seront traités comme tels ; d'autres, et
ici nous songeons à la *fièvre typhoïde*, réclament une diététique sévère
qui peut être formulée de la sorte : quatre jours après que la température du soir n'atteint plus 38° le premier potage, huit jours après
le premier potage, la première viande (volaille, jambon, côtelette).

La véritable suralimentation dans la convalescence des maladies
infectieuses n'existe guère. Elle apparaît surtout telle d'une manière
relative et par comparaison avec le régime d'inanition auquel étaient
soumis les malades durant la période fébrile. Par ailleurs, l'appétit
peut être activé pendant quelque temps. L'instinct et le tube digestif
des sujets sont ici les meilleurs guides. Ils ont faim, laissons-les aller
à leur appétit à condition de leur recommander une mastication
soigneuse et d'adapter le choix de leurs aliments au fonctionnement
de leur organisme.

4° INANITION DES TUBERCULEUX. — La suralimentation dans la
tuberculose a perdu sa vogue de jadis. Elle se réclame toutefois
d'indications précises qui dans le fait se restreignent à une seule :
l'anorexie d'origine nerveuse. La plupart des maladies chroniques
se doublent en effet d'un état nerveux surajouté. Ce dernier peut
commander des troubles dyspeptiques. L'erreur serait grande d'attacher à ces derniers une importance primordiale. Seulement, que de
précautions nécessaires ! Les tuberculeux passent fréquemment par
des crises d'hypersthénie gastrique, plus fréquentes au début, mais
qui peuvent traverser toute la période du mal ; d'autres fois, ils ont
de l'hyposthénie accompagnée ou non de fermentations secondaires
Le régime alimentaire ne suffit pas. Il faut le traitement médicamenteux du trouble stomacal. L'action exercée sur le système nerveux
sera surtout morale ; c'est l'espoir et le réconfort inclus dans les paroles
du médecin qui exercent surtout la stimulation favorable. L'alimentation ne sera tolérée, chaque jour plus abondante, qu'à la condition
que ce premier facteur d'amélioration étant acquis, le psychisme

remonté du malade lui inspire la volonté de se nourrir comme il convient. M. Sabourin a jadis insisté sur cette nécessité ; l'amélioration n'est possible qu'à ce prix. Le gavage par la sonde tel que l'avait jadis préconisé M. Debove est surtout utilisable chez des sujets de cet ordre. La terreur qu'il inspire remue le champ mental et suggère vite au malade l'obligation de se nourrir spontanément et sans recourir à ces pseudo-appareils de torture.

Nous ne partageons guère l'avis de M. Marcel Labbé quand il recommande la suralimentation azotée contre la dénutrition produite par la fièvre ou par l'intoxication tuberculeuse. Donnons de la viande en pareil cas ; la fièvre monte à l'ordinaire. Les régimes lacto-végétariens avec repos au lit sont les seuls qui dans l'espèce offrent des chances d'amélioration.

M. A. Robin nous semble dans toute cette question avoir fourni la formule juste : « La suralimentation intensive, écrit-il, ruine les fonctions digestives, cette sauvegarde du phtisique, provoque des troubles hépatiques et rénaux, des congestions pulmonaires hémoptoïques », la fièvre s'en trouve activée et des accidents suraigus peuvent se déclarer vers le cerveau, le péritoine, etc.

On a dit sans doute que les besoins du phtisique sont supérieurs à ceux d'un homme normal et les chiffres plus élevés peuvent être évaluées à un tiers en sus d'une ration normale. Il est difficile de fixer des imites rigides. Pas plus que des chiffres constants ne règlent l'alimentation des nourrissons, des formules invariables ne commandent mandent l'alimentation du tuberculeux. Trop d'éléments disparates entrent en ligne de compte : la résistance du sujet, la fièvre, l'état du tube digestif, les diverses complications possibles. Le tuberculeux fébrile ou qui digère mal, fait de la dénutrition comme tous les fébricitants et tous les dyspeptiques. Vouloir plier son alimentation aux vérités d'une démonstration arithmétique est soumettre la complexité de la vie à l'unité de la mort. Bien médiocres guérisseurs, ceux qui se réclament d'une pareille méthode.

En fait, un tuberculeux sans fièvre et qui digère bien pourra adjoindre à son alimentation habituelle 50 à 100 grammes de viande crue (mouton ou cheval) râpée ou pulpée au couteau, et des œufs ; M. Ch. Richet a plus récemment insisté à nouveau sur les avantages de la viande crue. Celle-ci peut être incorporée dans du bouillon de bœuf bien aromatisé, une omelette, de la marmelade de pomme, un sandwich, une glace à la framboise. Les marmelades qui masquent le goût, comme la *conserve de Damas*, renferment beaucoup de sucre pour une petite quantité de viande ; d'autres contiennent du vin et de l'alcool, toutes substances pouvant à la longue devenir nocives pour l'estomac du phtisique.

Pour les médecins qui désireraient ordonner la viande crue sous cette forme de marmelade, nous transcrivons les trois formules proposées par M. A. Robin :

1º CONSERVE DE DAMAS :

Viande de mouton ou de cheval pulpée	50	grammes
Sucre blanc	2	—
Gelée de groseille	250	—

Pour manger à la cuillère.

2º MARMELADE DE VIANDE D'YVON :

Viande pulpée	100	grammes
Amandes douces mondées	30	—
Amandes amères	2	—
Sucre pulvérisé.................................	32	—

F. s. a. — Marmelade.

3º MARMELADE A. MARTINET :

Viande crue râpée	100	grammes
Sucre pulvérisé.................................	50	—
Vin de Banyuls	50	—
Teinture de cannelle	3	—

F. s. a. — Marmelade.

Le système des petits repas, tel que nous l'avons indiqué tout à l'heure, réussit bien auprès de nombreux malades qui ont peine à se nourrir. Mais l'intervalle de deux heures et demie n'est point suffisant, il faut plus d'espace entre les repas et le terme de trois heures doit être atteint.

En général, les vieux praticiens se montrent sceptiques sur la valeur intrinsèque des différents régimes. Après avoir vu de nombreux malades dressés aux sanatoriums soit en France, soit en Suisse, continuer la suralimentation qui leur avait été enseignée, nous n'avons pas constaté d'amélioration manifeste dans leur état. Des malades engloutissent des quantités formidables d'aliments et restent maigres. La sagesse est de renoncer aux formules magnifiques et à tous les excès alimentaires.

Stahl, il y a plus de deux siècles, écrivait déjà : « La pire complication qui puisse advenir à un phtisique, c'est de tomber entre les mains des médecins. »

Si nous voulons échapper à la verdeur de la boutade, commençons par ne pas pratiquer la suralimentation intensive chez les tuberculeux.

DIX RÉGIMES SPÉCIAUX

I

LES ALBUMINURIQUES

Ce n'est pas tout de décrire le régime alimentaire dans les diverses sortes de néphrites. Les malades ne se présentent pas au praticien avec une pancarte spécifiant la variété morbide dont ils sont atteints. Lorsqu'il s'agit d'une néphrite aiguë, soit encore, — on y voit clair. Dans les formes chroniques, il n'est point toujours aisé de distinguer une maladie lésionale d'une albuminurie fonctionnelle.

C'est pourquoi, fidèle à notre méthode, nous placerons le médecin en face du symptôme — dans l'espèce, c'est l'albuminurie — en insistant sur les conditions adjuvantes qui permettent d'en préciser la valeur.

L'albuminurie est aiguë ou chronique. Dans le premier cas, elle s'accompagne ou non de vbouffisure des téguments. Dans le second cas, elle fait ou non cortège d'abord à la bouffissure et ensuite à l'hypertension artérielle. Ces grandes lignes dessinent le cadre où nous ferons rentrer toutes les constatations cliniques.

I. ALBUMINURIES AIGUES.

1° *Avec bouffissure des téguments.* — Deux fautes sont fréquemment commises dans le traitement de la néphrite aiguë : 1° on autorise le lait le premier jour ; 2° on en ordonne de trop fortes quantités. Les premiers jours d'une néphrite aiguë, ce n'est pas du lait, mais de l'eau qui sera prescrite ; un verre à bordeaux d'eau toutes les heures ; 10 verres à bordeaux dans les vingt-quatre heures ; ce régime est continué deux à trois jours. Si le malade va mieux au bout de vingt-quatre heures, l'eau lactée (1/3 de lait, puis 1/2 de lait) sera permise.

Vers le quatrième jour, on recourra au lait pur, qui sera ensuite augmenté peu à peu. De 1 litre. on montera à 1 litre 1 /2, 2 litres, ce dernier chiffre n'ayant guère besoin d'être dépassé avant quinze jours ou trois semaines. En effet, il suffit de sucrer le lait : 5 morceaux de sucre par litre — 40 grammes pour obtenir une ration d'entretien suffisante. La réduction de liquides convient à tous les brightiques œdémateux ; quelques-uns supportent 1.500 centimètres cubes de liquide, d'autres ne peuvent excéder 1 litre.

Même traitement chez les enfants : 500 grammes à 600 grammes d'eau les premiers jours, puis eau mêlée de lait, puis lait pur. Mais au début, pas de lait pur ni de grandes quantités de liquides.

Le régime déchloruré ne nous semble point favorable. De ce qu'il soit supporté, cela ne veut point dire que ses risques demeurent négligeables. La prudence commande, si l'on désire obtenir la résolution rapide d'un organe enflammé, de ne pas le soumettre à trop forte épreuve. Les déchets organiques provenant d'une alimentation plus substantielle, s'ils n'apparaissent pas directement nocifs sur le parenchyme rénal, peuvent entraver son retour rapide à l'état normal. Une statistique qui n'a pas été encore établie nous eût éclairé sur l'avenir des reins atteints de néphrite aiguë. Ceux qui ont été soumis au régime hydrique ou hydrolacté ont-ils eu plus de chance de résister que ceux qui ont passé par le régime déchloruré immédiat ? C'est très probable, mais nombre d'esprits se refusent à voir clair.

Quoi qu'il en soit — et la supériorité du régime hydrolacté initial étant hautement établie, au bout de quinze jours à trois semaines, le régime déchloruré peut être institué. Mais il est prudent de ne pas revenir à la viande et aux bouillons gras pendant cinq ou six semaines.

On prescrira par exemple :

Au 1er déjeuner : Tapioca au lait, ou cacao, ou café au lait (250 grammes), 20 grammes de pain sans sel.

A midi : Pommes de terre en purée ou cuites à l'eau, avec beurre frais (deux pommes de terre moyennes), pudding au riz, marmelade de pommes), 40 grammes de pain sans sel, un verre d'eau (250 grammes).

A 4 heures : 250 grammes de lait.

A 7 heures : Tapioca ou bouillie au lait sucrée, œuf à la coque, poire cuite, 40 grammes de pain, un verre d'eau (250 grammes).

Cela fait 500 grammes de lait et 500 grammes d'eau comme boisson. La quantité de liquide est suffisante. Les aliments solides empêcheront l'affaiblissement. Il est sage de s'abstenir, outre la viande et des bouillons, de charcuterie, de sauces, de ragoûts, de condiments, de vin. Aux repas, quand ils sont abondants, mieux vaut prescrire de l'eau comme boisson. Le lait, à ce moment, enveloppe les aliments d'un magma caséeux qui entrave la digestion. Une augmentation de l'albumine fait suite à ces troubles dyspeptiques. Surtout quand les sujets mangent de la viande, le lait, comme boisson, se transforme en aliment des plus indigestes. Inutile de poursuivre le régime déchloruré trop longtemps — quinze à vingt jours en moyenne. — Sa prolongation au delà de ce terme n'est justifiée que par la durée insolite des œdèmes.

Quand il commencera l'alimentation solide, le malade quittera le lit qu'il aura jusqu'alors scrupuleusement gardé. Il évitera les refroidissements, ne marchera point pieds nus par la chambre, garantira les reins sous une bande de flanelle ou une peau de chat.

Certaines albuminuries aiguës se distinguent par la *forte quantité d'albumine*. Ne pas s'en inquiéter. Ces quantités abondantes. quand elles se prolongent et que les œdèmes sont dissipés, ne sont même pas un obstacle au retour à un régime alimentaire normal. Dans notre jeunesse, nous avons publié l'observation d'une malade atteinte de néphrite gravidique. Elle urinait 15 à 20 grammes d'albumine par jour. Le régime lacté ne faisait qu'affaiblir et ne diminuait en rien l'albumine. Impatientée, la malade, du jour au lendemain, se remit à une alimentation normale. En huit jours, son albuminurie avait disparu.

Dans *l'albuminurie syphilitique secondaire*, les quantités d'albumine sont encore plus considérables. Elles atteignent jusqu'à 50, 60, 100 grammes. Le même régime sera observé. Ce n'est qu'au bout d'une huitaine, si aucune amélioration n'est survenue, qu'on sera autorisé à pratiquer un essai de traitement spécifique avec un sel double de mercure.

Dernière recommandation. Si les quantités abondantes de liquide ne conviennent pas dans les albuminuries aiguës, il est une forme toutefois où il faut boire beaucoup. C'est la *néphrite mercurielle aigue.* En pareil cas, le glomérule est épargné et les lésions se traduisent avant tout par l'encombrement oblitérant des tubes urinifères. Une chasse liquide est indispensable pour balayer tout cela (Chauffard).

C'est pourquoi deux litres à deux litres et demi d'eau sont ordonnés les premiers jours.

2º *Albuminuries aiguës sans bouffissure des téguments.* — Ce sont les atteintes légères du rein au cours des différentes maladies infectieuses. Aucun traitement spécial : du lait, de l'eau, des boissons aqueuses constituent le régime. Il est préférable de ne tolérer que très peu de bouillons. Les chlorures, en effet, s'éliminent mal dans la plupart des maladies aiguës et comme les bouillons sont salés, il pourrait s'ensuivre une rétention légère d'autant que des matières extractives toxiques accompagnent les chlorures.

Nous avons donné les quantités de liquide à boire dans les albuminuries avec bouffissure. Il devient difficile ici de fixer les chiffres. Ils sont commandés par le degré thermique du sujet.

C'est dire que le régime de l'albuminurie est subordonné au traitement général : sérum de Roux dans l'albuminurie diphtérique (60 à 80 centimètres cubes chez un adulte), bains frais dans la fièvre typhoïde (28 à 30 degrés), le rhumatisme cérébral (25º). Applications locales de glace dans les cholécystites.

Avant tout traiter l'affection causale et ne réserver à l'albuminurie qu'une attention de second plan. La diminution dans la quantité de boisson est la seule précaution diététique à observer.

II. Albuminuries chroniques.

1º *Avec bouffissure et sans hypertension artérielle.* — Certaines albuminuries se prolongent avec l'œdème des téguments, soit qu'elles affectent le début aigu (néphrite scarlatineuse, 8 % de malades passent à l'état chronique d'après nos statistiques, néphrite pneumonique, 10 % passent à l'état chronique, soit que le début en soit directement chronique. Cette dernière variété, fréquente chez les jeunes sujets, reconnaît maintes fois mais non toujours une origine *tuberculeuse.* Le pronostic de ces formes est réservé. Les malades gardent le lit, suivent d'abord, le régime lacté puis déchloruré. La seule différence avec la néphrite aiguë est la nécessité de se soumettre pendant de longs mois à la diététique requise. Le régime déchloruré sera poursuivi deux à trois mois au moins. De très faibles quantités de sel (3 à 5 grammes) pourront ensuite être tolérées à condition qu'une augmentation de poids liée à l'aggravation des œdèmes n'y fasse pas suite. On conseillera un repos de quatre à six mois au lit. *L'opothérapie rénale* par bouillons de reins de porc (Pr Renaut de Lyon) ou le sérum de la veine rénale (Pr Teissier de Lyon) ne rend aucun service appréciable. La *teinture de Cantharides*, recommandée par Lancereaux à la dose de 4 à 5 gouttes, semble susceptible de rendre quelques services surtout dans ces formes. Chez une jeune fille de vingt ans, elle a ramené la diurèse et fait disparaître passagèrement l'œdème. Puis les accidents ont repris, se compliquant de lésions rétiniennes.

En raison de la haute gravité de ces formes, le praticien songera toujours à la possibilité d'une syphilis. Des exemples d'œdème généralisé avec ascite et grosse albuminurie ont guéri par le traitement spécifique (sels solubles). Le régime déchloruré est institué en même temps.

Chez les enfants, le pronostic est moins sérieux et toutes les formes de néphrite chronique se terminent parfois par la guérison ; néanmoins la santé de l'enfant s'en ressent et sa croissance est souvent retardée. Ajoutons que dans la majorité des exemples, la guérison n'est que passagère et l'avenir des sujets demeure très compromis.

La *dégénérescence amyloïde*, fréquemment associée à des lésions parenchymateuses, aboutit rarement à des accidents urémiques. On y songera chez les sujets atteints de cachexie tuberculeuse, de suppurations chroniques. Le régime sera substantiel et il ne conviendra pas de se montrer trop sévère. Les viandes et les bouillons sont en général parfaitement tolérés.

Dans nombre d'*albuminuries tuberculeuses* sans œdème des téguments, la règle du reste est la même : ordonner de la viande (viandes grillées, rôties, viande crue, pulpée). Rien de plus dangereux que de soumettre pareils sujets à une diète très rigoureuse. Ils s'affaiblissent et la tuberculose prend le dessus. En cas d'œdème des téguments, ce qui est plutôt rare, régime lacté passager, suivi du régime déchloruré et repos au lit quinze jours à trois semaines.

Cette constatation nous mène au régime des albuminuries chronique sans bouffissure des téguments et sans hypertension artérielle.

2º *Albuminuries chroniques sans bouffissures de la face et sans hypertension artérielle.* — On songera à une *albuminurie tuberculeuse* chez un sujet porteur d'autres lésions bacillaires (abcès froids, tuberculose pulmonaire). On permettra l'alimentation habituelle, comme nous venons de le dire : viande, œufs, et tous les légumes. De l'eau ou du vin ou de la bière mêlée d'eau comme boisson aux repas. Lait au premier déjeuner et à 4 heures. Ne pas saler en excès ; mais le sel, aux doses habituelles, est parfaitement toléré.

Maintes fois, des adultes viennent consulter pour des albuminuries abondantes (3 à 6 grammes), lesquelles persistent à l'état de manifestation locale, sans retentissement aucun sur l'état général. La maladie peut suivre une maladie infectieuse quelconque (scarlatine, grippe), et pendant de longues années persister sans aggravation. Un médecin condamné par Bright, en 1841, pour une maladie de cet ordre, mourut en 1892, ayant conservé pendant cinquante ans son albuminurie, sans en être autrement incommodé. Ce sont les faits décrits par Castaigne sous le nom de *néphrite albumineuse simple*, par d'autres sous le nom de néphrites parcellaires, albuminuries cicatricielles, résiduales.

La maladie peut s'aggraver et, sous l'influence de nouvelles conditions infectieuses et toxiques, évoluer vers la néphrite avec œdème ou avec ou sans hypertension. Pareille éventualité se produit en général au bout d'un temps plus ou moins long. En attendant, il convient de nourrir les malades et bien. Ni régime lacté, ni régime déchloruré.

L'alimentation de tous les jours : viande à midi, ou œufs ou poisson frais. Vin mêlé d'eau. Par mesure de précaution, nous ne conseillons pas, d'ordinaire, la viande aux repas du soir. Des malades qui ont enfreint cette défense, de temps à autre, ne s'en sont pas trouvés plus mal. Des frictions sèches, la vie active sont recommandées. Nous avons soigné ainsi neuf confrères atteints d'albuminurie (2 à 4 grammes) depuis sept à vingt ans. Ils continuent leurs occupa-

tions, et, sauf précautions contre le froid et les maladiesin fectieuses
ne s'inquiètent nullement.

Il semble toutefois que ces formes d'albuminurie, inoffensives en
temps normal, risquent d'aggraver singulièrement les infections surajoutées. Un vieux général, âgé de soixante-quinze ans, urinait 12 à
15 grammes d'albumine et ne se portait pas trop mal. Une pneumonie l'emporta en moins de trois jours.

Nous n'avons pas épuisé le chapitre des variétés différentes. Chez
les *vieillards*, parfois, l'albuminurie est peu abondante ; ils peuvent
avoir des crises d'oppression nocturne ; la quantité d'urée dans le
sang ne dépasse pas la normale, la tension artérielle est peu surélevée. Attention ! Il s'agit d'accidents d'insuffisance ventriculaire
gauche ; parfois les reins sont touchés également, le régime hydrique
et hydrolacté remettront les malades rapidement comme nous l'avons
vu précédemment.

D'autres fois, avec les mêmes doses faibles d'albumine et d'urée
sanguine, l'oppression nocturne fait défaut. Maintes *albuminuries
arthritiques ou goutteuses* rentrent dans ce groupe où l'alimentation
demeure celle de la maladie causale. Notons encore celles qui dé-
pendent d'une lésion locale autre que la néphrite (*hydronéphrose,
lithiase, rein mobile, cancer, kyste, pyélonéphrite*), d'une maladie d'un
autre organe (*insuffisance cardiaque*) ou d'un vice de nutrition générale (*albuminurie fonctionnelle*). Sur les premières qui n'apparaissent
qu'à titre d'épiphénomène, rien de particulier à signaler. Le régime
est celui de la maladie causale et en cas de tumeur, l'intervention
chirurgicale s'impose. Dans les *pyélonéphrites* quand l'affection est
aiguë, régime lacté et repos au lit ; comme remède à l'intérieur,
benzoate de soude, et uroformine. La pyélonéphrite unilatérale et
qui se prolonge peut réclamer l'intervention chirurgicale. Une de
nos malades qui avait depuis trois semaines 39 1/2 de température
vit sa fièvre tomber à la suite de lavages du bassinet au collargol
pratiqués moyennant le cathétérisme des uretères par M. Pasteau.
La néphrostomie compléta l'intervention par la suite, et la maladie
guérit.

Les *albuminuries tuberculeuses* avec *suppurations rénales* sont du domaine de la chirurgie. La néphrectomie réalise des miracles. En attendant alimentation végétarienne avec viandes grillées à midi.

Sur l'*albuminurie cardiaque*, nous nous sommes maintes fois étendu. Rappelons seulement la nécessité d'ausculter le cœur avec soin pour éviter toute erreur de diagnostic.

A plusieurs reprises, nous avons vu des sujets traités comme rénaux. Ils étaient porteurs d'une affection valvulaire méconnue. Le repos, le régime de réduction lacto-hydrique, la digitaline, remettent les choses en état et l'albumine disparaît.

Entre les albuminuries par lésion locale ou à distance et celles qui relèvent d'un vice de nutrition, signalons les *albuminuries d'origine génitale* (Le Fur et Besson) qui surviennent chez les jeunes gens affaiblis et nerveux. L'urine montre des spermatozoïdes, des cellules prostatiques et corpuscules amyloïdes, parfois des leucocytes, jamais de cylindres rénaux. Les quantités d'albumine varient entre 0 gr. 20 et 0 gr. 50. Pas de régime lacté ou déchloruré en pareil cas ; mais de l'exercice, des bains salés, des bains de mer (si le sujet n'est pas trop excitable) et une nourriture usuelle : viandes ,légumes, pâtes, fruits.

Cette dernière forme nous semble rentrer dans le cadre des *albuminuries fonctionnelles* où elle se confond avec les types voisins. Les albuminuries fonctionnelles atteignent souvent les enfants et jeunes gens. Une modification fonctionnelle des protoplasmas des reins liée à des troubles généraux de nutrition, est l'unique lésion observée. On ne saurait parler d'albuminurie physiologique. Les albuminuries de croissance, des adolescents, de la puberté, de la fatigue, traduisent une tare des cellules rénales en inaptitude méiopragique. Restent l'albuminurie *orthostatique, cyclique, digestive, phosphaturique* (A. Robin), *nerveuse*. L'albuminurie prétuberculeuse n'existe pas au vrai sens du mot ; elle est déjà tuberculeuse ou n'est pas.

Albuminurie orthostatique. — Cette forme ainsi baptisé par Teissier (de Lyon), s'applique aux albuminuries par station debout. Il en est deux variétés : les unes dépourvues de lésions rénales véritables, les autres constituées par des albuminuries néphritiques à type intermittent orthostatique dépourvue de lésions rénales appartient surtout à l'enfance. Il s'agit de sujets mal développés, à membres grêles, à thorax étroit. Les fillettes ont une tendance à la scoliose. Les reins faiblissent à la tâche à l'heure de la croissance et de la puberté et l'albumine du sang filtre à travers d'eux en quantité considérable (0 gr. 50 à 1 gramme et au-dessus). Souvent cette albuminurie est matutinale (Noël Fiessinger). On peut ordonner de la viande saignante, des légumes verts, des fruits. Les ferrugineux réussissent dans cette forme.

Dans l'*albuminurie cyclique*, l'albuminurie dure quatre à cinq heures par jour (0 gr. 50 à 0 gr. 80) ; dans l'intervalle, elle fait défaut.

Les enfants qui présentent cette forme appartiennent à des souches arthritiques ; eux-mêmes sont des candidats à l'arthritisme, la goutte.

Mêmes caractères en ce qui concerne l'*albuminurie digestive* : elle est intermittente et n'est tributaire, de même d'aucune lésion rénale. Les troubles dyspeptiques, l'entérite chronique ouvrent jour à cette variété qui rejoint les deux précédentes. En effet, la station debout augmente l'albumine et c'est un rapprochement avec la forme orthostatique : le séjour au lit rend normales les urines de la digestion. Des sujets âgés présentent une albuminurie du même ordre. Nous avons décrit des albuminuries de la *cinquantaine d'apparence rénale*. L'âge fait croire à une lésion rénale : mais la tension artérielle est faible, les sujets digèrent mal, sont des nerveux. En fait, il ne s'agit que d'albuminuries digestives. Le régime alimentaire dans toutes ces variétés diffère totalement du régime opposé aux lésions rénales. L'enfant gardera le repos, ne travaillera pas plus de trois à quatre heures, par jour. MM. Hutinel et Merklen conseillent de lui faire quitter le collège pour l'instruire à la maison. C'est une grosse décision. Nous avons fait continuer leurs classes à tous les enfants qui présentaient de l'albuminurie fonctionnelle. Ils ont néanmoins tous fini par guérir, sans suivre d'autre régime alimentaire que celui de l'internat (œufs, féculents, purées, pâtes, légumes verts, viandes grillées, rôties). Il vaut mieux n'autoriser que de l'eau comme boisson. On se gardera de priver les sujets de sel, sa soustraction risquant de provoquer le dégoût et de diminuer la sécrétion chlorhydrique.

Les aliments indigestes et irritants seront évités (fromages fermentés, gibier, crustacés, charcuterie). Comme traitement médicamenteux, de l'eau sulfato-phosphatée ; un verre à bordeaux chauffé avant les trois repas :

    Phosphate de soude .... 2 grammes
    Sulfate de soude 3   —

Pour un paquet. Faire dissoudre un paquet dans un litre d'eau bouillie. A continuer un mois sur deux ,un an de suite.

Des frictions sèches, de l'hydrothérapie tiède par douches à jet brisé de deux minutes de durée, compléteront la médication.

L'*albuminurie phosphaturique* de M. A. Robin nous paraît ressortir à des espèces distinctes. Tantôt à la tuberculose, tantôt l'arthritisme sera causal. En général, il convient de régulariser les digestions et de réduire l'alimentation azotée. Une saison à Saint-Nectaire (100 grammes à 200 grammes d'eau matin et soit) rend de grands services. L'*albuminurie oxalurique* (Bergouignan) est, comme certaines variétés de l'albuminurie phosphaturique, d'origine neuro-arthritique et digestive.

Le régime consiste à combattre les troubles dyspeptiques concomitants, à calmer le surmenage nerveux, à prescrire une cure à Evian, Vittel, Contrexéville.

Nous ne sous arrêterons pas au régime des *albuminuries nerveuses* (hémorragie, cérébrale épilepsie, goître exophtalmique, paralysie générale, tabes).

Toutefois, dans les *albuminuries neurasthéniques*, rappelons que certaines formes sont entretenues par l'obsession du malade. Il croit avoir eu une maladie grave du rein et en effet, au début, une néphrite infectieuse aiguë ou subaiguë a ouvert la scène. Le sujet s'inquiète, s'obstine à un régime sévère, conserve son albumine à laquelle il songe nuit et jour.

Il suffit de le rassurer, de le soumettre du jour au lendemain au régime de tout le monde, pour voir, avec le calme revenu, cette albuminurie céder en quelques jours. Nous avons signalé ces faits en 1902. Il existe une hypochondrie rénale comme une hypochondrie digestive ou cardiaque. L'anxiété où est le malade maintient la durée du trouble fonctionnel, — tous ces faits que Eichhorst a signalés après nous, sont d'une haute importance pratique.

III. — ALBUMINURIES CHRONIQUES AVEC HYPERTENSION ARTÉRIELLE. — Ici ne nous aventurons pas à la légère, on est nerveux à tout âge. Qu'un homme de cinquante ans nous consulte après son déjeuner et alors qu'il a marché rapidement dans la rue, qu'une certaine émotion accompagne son entrée, il peut fort bien présenter une tension artérielle élevée : (maxima 20 à 22 minima 10 à 12). Et portant il n'est nullement un hypertendu rénal. C'est un hypertendu pléthorique ou nerveux. Pour s'en assurer, le mieux est d'attendre une 1/2 heure ou bien de le faire revenir avant un repas. La tension qui était à 22 ou au-dessus peut fort bien tomber à 16. et la minima retomber à 9. Notons toutefois que les montées de la minima sont moins accentués chez les nerveux que celles de la maxima.

C'est seulement quand l'hypertension artérielle est *permanente* qu'on insiste sur la sévérité du régime. Encore les femmes supportent-elles les hypertensions permanentes avec une aisance qui déconcerte. Elles présentent des traces d'albumine, tous les signes d'hypertension : retentissement diastolique de l'aorte, pouls serré et dur, tension maximum de 22 à 26, minimum 11 à 13 aux appareils de précision (appareils auscultatoires ou Pachon). Pendant des années, sans qu'elles changent rien à leur régime, aucun accident ne se déclare.

Leur sobriété plus grande rend sans doute compte de cette tolérance.

Chez les hommes, il en va autrement. La ration alimentaire se bornera à la ration d'entretien et les boissons ne dépasseront pas 1.200 grammes dans les vingt-quatre heures. Dans le chapitre sur la réduction des liquides, nous avons insisté sur ce sujet. Trop de liquides augmentent en général la tension artérielle sans amener une meilleure qualité de diursèe. Comptons maintenant pour les hommes et les femmes sur l'augmentation passive de l'urée sanguine. — Tant qu'il n'y a pas azotémie, la viande est permise au repas de midi. — Au-dessus de 50 centigrammes d'urée sanguine, pas de viandes à midi plus d'un ou deux jours par semaine.

Comme régime, on recommande 300 grammes de lait au 1er déjeuner et à 4 heures, 250 grammes d'eau à midi et le soir. Si le malade est faible, on peut sans inconvénient tolérer 100 grammes de vin de Bordeaux à midi (mêlé d'eau).

Pas de viandes aux repas du soir. Pas de bouillons gras. Légumes (au beurre), pâtes, fruits, 2 œufs par jour. Viandes fraîches de boucheries, grillées ou rôties ou poisson frais à midi (60 grammes).

La quantité de sel sera d'ordinaire moitié de la quantité habituelle : 5 à 6 grammes au lieu de 10 à 12 grammes.

La déchloruration complète sera recommandée passagèrement (pas plus de quelques semaines) en cas d'œdème, ainsi que le régime lacto-hydrique, ce dernier, si des signes d'urémie se manifestent.

Nombre de ces malades font des rétentions chlorurées sèches (Ambard) (cachexie sèche des anciens). Ces dernières ne se révèlent pas par la méthode des pesées, puisque les œdèmes font défaut. La dyspnée, l'amaigrissement, la fatigue générale et surtout le dosage des urines jettent la lumière sur la réalité du syndrome. Le régime lacté, puis déchloruré, est ordonné pour quelques semaines. On peut du reste, en cas d'oppression habituelle, condamner deux jours par semaine ces malades au régime lacté (Huchard) et au repos au lit. La quantité de 1.000 grammes (1 litre de lait) de liquide ne doit pas être dépassée, car il existe de l'hypertension artérielle. Les boissons trop abondantes l'augmentent d'ordinaire, le cœur déjà menacé s'en fatigue davantage. Dans la néphrite aiguë, le rein est irrité par l'excès de liquide ; dans la néphrite chronique, rein et cœur s'en trouvent mal.

L'urémie est à craindre dans deux conditions : sous l'effet d'une *congestion active* du rein liée à un refroidissement, un écart de régime, une toxi-infection, un long voyage en chemin de fer (dépassant six à dix heures). Donc, évitons ces causes. Nous avons vu succomber à des crises d'urémie foudroyante des malades qui avaient consommé soit une andouillette, soit des écrevisses, soit des coquilles Saint-Jacques, soit du pâté. L'écart du régime est d'autant plus dangereux qu'il est produit ou le soir, ou en hiver. La mort chez une de nos malades est survenue en moins de cinq minutes dans la nuit, avant même qu'aucun secours ait pu être organisé. Régime hydrique, lacto-hydrique, saignée ou ventouses scarifiées, le régime est connu.

Les *congestions passives* du rein, d'origine cardiaque, peuvent être aisément évitées. C'est à ce but prophylactique que correspondent les très faibles doses de digitaline (1/10 de milligramme) que nous ordonnons à doses presque continues, aussitôt qu'apparaît le galop, signe de la fatigue myocardique. La théobromine est concurremment ordonnée.

En hiver, on ne laissera guère sortir les malades. S'ils ne peuvent passer la saison froide dans un pays chaud, il sera prudent de les confiner à la chambre par les temps humides et froids (moins de 6 à 10 degrés au-dessus), ou encore par les temps secs, quand il gèlera. Le bon fonctionnement de la peau sera assuré par des frictions sèches, des lotions ou bains tièdes, ces derniers ne dépassant pas un quart d'heure.

Il est temps de conclure. Le régime des albuminuriques n'est pas malaisé à instituer quand le médecin examine de près, pèse toutes les éventualités et a posé son diagnostic précis. Mais ce dernier est indispensable. Que de malheureux neurasthéniques traités pour des néphrites interstitielles qu'ils n'avaient pas ! Au praticien qui sait voir, le régime diététique des albuminuriques assure des succès flatteurs et durables.

II

LES MAIGRES

Les gras maigrissent plus aisément que les maigres n'engraissent. C'est là une règle générale contre laquelle les femmes surtout s'insurgent avec opiniâtreté. Leur cou, leur poitrine, ont-ils besoin d'étoffe, c'est au médecin à la fournir.

Le tube digestif est la grande cause. Il existe des *troubles dyspeptiques*, des crises d'*entérite muco-membraneuses* de l'*appendicite chronique*. Dans le public, l'amaigrissement d'origine digestive est souvent mise sur le compte de la *tuberculose*. Auscultons la poitrine avec soin, mais n'allons pas, pour un léger degré thermique le soit, croire à un danger réel. Les troubles intestinaux ont souvent de ces poussées fébriles qui guérissent avec le régime. Attendons, avant de prononcer le nom de tuberculose, qui effraie et incite le malade à frapper à une autre porte.

Les *préoccupations morales*, les *idées fixes* amincissent un grand nombre de sujets. Absorbés par leur pensée, toujours la même, ceux-ci n'ont guère de temps à songer à leur maigreur. C'est leur entourage qui s'en inquiète, ou la mère, le mari. Le fait que le malade lui-même demeure assez nonchalant sur son aspect physique est une source d'indications. Intérieurement, il y a un feu qui brûle. Au médecin d'en dépister la nature.

Les amaigrissements par excès de dénutrition d'origine toxique, tels que ceux qu'on observe dans les *diabètes* ou les *maladies* de *Basedow* réclament moins le secours du médecin. On le consulte pour l'affaiblissement général ou d'autres symptômes plus que

pour la maigreur elle-même. Les *morphinomanes* devenus sque-
lettiques ne s'inquiètent pas davantage. L'émaciation des *maladies
infectieuses* est de même reléguée au second plan. Le traitement
de l'affection causale retient toute l'attention. Même note dans les
états cachectiques. Un *cancéreux* ne songe guère à des cures d'engraissement.

Quant aux amaigrissements par *prédisposition héréditaire*, les
malades arrivent, mais ne s'obstinent guère. On leur a donné une
adresse de médecin. Elles y vont, car ce sont toujours des femmes,
mais n'y retournent guère. Ayant pris leur parti de la chose et s'étant
toujours vues maigres, elles veulent bien essayer encore, mais la
confiance et la volonté de suivre l'ordonnance se heurtent vite à
l'absence de résultats et au découragement. Nous ne parlons pas de
la *maigreur professionnelle* (athlètes, sportifs, paysan). Elle ne s'ins-
talle qu'en raison de l'activité physique qui s'oppose à la réserve
des graisses.

Ce sont surtout les maigres, qui étaient gras, qui viennent solliciter
un avis, et celui-ci seulement quand le tableau symptomatique n'est
pas trop chargé d'éléments d'un autre ordre (douleur, fièvre, etc.).

En résumé, le médecin n'aura guère à traiter que trois sortes de
sujets : 1º ceux qui souffrent du *tube digestif* ; 2º les *nerveux* ; 3º les
maigres congénitaux, ces derniers, en général, clients de passage.

I. LES MAIGRES PAR TROUBLES DU TUBE DIGESTIF. — Quatre
sortes de sujets comprennent la grande majorité des malades : 1º Les
hypersthéniques gastriques atteints ou non d'ulcère stomacal ; 2º les
dyspeptiques nerveux ; 3º les *entéritiques* atteints de *colite muco-
membraneuse* ; 4º ceux qui souffrent d'une *appendicite chronique*.

Nous ne parlerons pas de l'amaigrissement dans les *dysenteries*, la
lithiase biliaire, les *maladies du foie* ou les *pancréatites chroniques*,
d'autres éléments symptomatiques occupant le premier plan,

Dans l'*hypersthénie gastrique*, le malade a des sensations de brûlure
au creux épigastrique et supporte le lait. Il est souvent malaisé de
savoir si un ulcère existe ou non. L'examen radioscopique, l'examen
des gardes-robes (après huit jours de suppression de viande, en montrant s'il existe ou non des hémorragies occultes) pourront faire

pencher la balance vers l'ulcère ou en cas de réponse négative vers
de simples troubles nerveux. En cas de doute, le régime sera celui
des ulcères : régime lacté exclusif avec repos au lit pendant quelques
jours ; *sous-nitrate de bismuth* (codex 1884) aux doses de 10 grammes
ou *Kaolin* (10 grammes) tous les matins ; *Belladone*, etc.).

Une place très *restreinte*, mais réelle, demeurera accordée à ceux
qui présentent des adhérences cicatricielles probables, suite d'ulcère
et n'espèrent la guérison que dans le secours de la chirurgie.

Les *dyspeptiques nerveux*, les ptosiques souffrent surtout de troubles
dans la musculature gastrique. Leur estomac se contracte mal. Les
crises douloureuses, la constipation, la présence de fausses mem-
branes caractérisent l'*entérocolite muco-membraneuse*.

Il peut y avoir de légers accès fébriles le soir, ceux-ci disparaissant
par le repos et la suppression du lait, des œufs et de la viande, avec
le secours d'une alimentation où n'entreront que des pâtes, purées
(au beurre), fruits cuits, etc. L'*appendicite chronique* est toujours la
maladie à la mode ; malgré cela, il convient de s'en méfier. Commen-
mençons par instituer le régime diététique requis. Si le malade continue de maigrir ou d'avoir mauvaise mine, s'il présente un **léger**
degré thermique le soir et une douleur fixe qui ne s'éteint pas au
point de Mac Burney, il est prudent de faire mander un chirurgien.
Parfois il tombera sur une appendicite rempli de pus et qui menaçait
de se rompre.

La diététique sera celle dirigée contre la maladie causale. Le symptôme maigreur nécessite quelques adjuvants tirés plutôt du choix
des aliments que de l'emploi de remèdes. Ainsi, les injections *sous-
cutanées de cacodylate de soude* (0,05), si utiles, ne le sont toutefois
par au début ; c'est seulement quand une amélioration sera obtenue
par le régime alimentaire et le repos, qu'elles-mêmes deviendront
avantageuses et rempliront leur but qui est de rendre des chairs.

Les *hypersthéniques gastriques* supporteront, à côté du régime
lacté, quelques cuillerées de crème, les *dyspeptiques nerveux* s'accommoderont du sucre (80 à 100 grammes par jour), des féculents (pommes
de terre, pâtes), des gâteaux de riz ou de semoule. Chez les uns et
les autres, le pain sera mal toléré. Dans les entérites *muco-membraneuses*, le lait ne convient pas, par contre le kéfir, les pâtes, les farines,

les plats sucrés, les fruits cuits, entreront dans les menus journaliers.

Quand il s'agit d'*entérites coloniales* ou *tuberculeuses*, on peut au contraire prescrire de la pulpe de viande crue et des œufs. Mais une cure de kéfir (n° 2 ou 3) devra d'ordinaire précéder l'emploi des albuminoïdes (1 litre 1/2 de kéfir par jour et par verre à bordeaux toutes les heures).

L'appendicite *chronique* partage le régime des entéro-colites ; rien à dire sur son compte, sinon la nécessité de prudence : pas de précipitation dans la décision chirurgicale, par d'atermoiements si les troubles que nous avons signalés tout à l'heure persistent au delà de quatre à cinq semaines.

II. LES MAIGRES PAR TROUBLES NERVEUX. — Nous ne parlons que dans l'amaigrissement dans les névroses, celui qui suit les maladies organiques, la méningite tuberculeuse, par exemple, par lui-même et en tant que symptôme, ne sollicitant jamais le secours médical.

Ici, quelques mots de recommandation générale. On n'aborde pas un nerveux comme un autre malade. Il faut, du premier coup d'œil, pénétrer sa nature intime ; ce n'est point là de la divination compliquée. Les nerveux se divisent en deux grandes classes : 1° les sensitifs actifs ; 2° les sensitifs contemplatifs (1). Les premiers, — à chaque secousse morale, — redoublent de besoin d'activité. Les femmes changent de milieu, les hommes se jettent davantage dans le travail. Quant aux autres, les sensitifs contemplatifs, ce sont des natures intérieures, douloureuses, amères, tristses. Elles renferment aisément leurs pensées au plus profond de leur cœur, taisent la raison de leurs souffrances, ne se livrent guère. Ames religieuses souvent, elles se tiennent en méfiance et le médecin conquiert plus difficilement leur sympathie.

Or, entrer dans la sympathie du sujet est une des conditions les plus sûres du succès thérapeutique. La sympathie fait naître la confiance. Chez les nerveux, sans nul doute.

Pour les autres malades, il conviendrait peut-être de ne pas géné-

---

1. Il y a encore les incohérents. Ceux-ci, le médecin ne les fixe guère à titre de clients.

raliser. Ainsi tel sujet appellera un médecin sur sa simple réputation : le prestige de la notoriété est souvent la seule porte ouverte sur la confiance.

Pour les nerveux, dont nous nous occupons, la vérité s'impose. Ils doivent se sentir sous la domination du médecin ; ils ont besoin d'une direction, et cette tutelle, ils ne l'acceptent qu'au prix de sympathie qu'ils accordent à celui qui les soigne. La pénétration par le médecin de la sensibilité et du caractère du sujet est un procédé infaillible pour gagner, avec la sympathie, la confiance qui y est attachée.

C'est pourquoi tant de bonnes volontés échouent mal. Les éléments psychologiques dont la connaissance assurerait l'efficacité à l'effort du thérapeute, c'est à peine s'ils sont esquissés de ci de là, en termes vagues, La perspicacité du médecin, sa finesse, ses dons d'intuition feront plus ici pour la guérison que les procédés savants et toutes les formules médicamenteuses.

Pour le moment, notre but n'est que d'engraisser des maigres : la psychologie est venue au secours de la diététique.

Le malade se sent compris. Il s'agit maintenant de lui imprimer l'esprit de suite. La besogne est ardue. De tels sujets ne sont pas accordés sur un rythme nerveux invariable. Ils changent, leurs sentiments affectifs aisément contradictoires, impriment à leurs pensées des orientations déconcertantes. Au médecin de saisir ces différences, de s'adapter à ces métamorphoses, de ne jamais faire l'étonné ni l'impatient, d'expliquer avec bonté et sans ironie la raison de cette incessante mobilité mentale, de compatir à la faiblesse et à la souffrance profonde que celle-ci dénote.

Un régime ne produira ses effets qu'à la condition d'être poursuivi des semaines. Les malades s'y soumettent s'ils sont soutenus dans leurs défaillances par un homme qui s'attache à la guérison, moyennant les mille liens invisibles qu'une entente complète de leur sensibilité aura établis entre eux. On dit que les névropathes sont versatiles. Pas toujours, Il leur arrive de se fixer. Leur fidélité est acquise au médecin qui a su démonter devant eux les ressorts de leur mécanisme mental et a su les convaincre.

Quatre types de nouveaux maigres demanderont surtout conseil :

1º *les épuisés* ; 2º *les anxieux, plus ou moins hypochondriaques* ; 3º *les inadaptés à la vie* ; 4º *les aronexiques.* Ces derniers ne consulteront pas directement. Leur manque d'appétit les laisse indifférents ; il en va de même pour ceux qui sont absorbés par une idée fixe, les amoureux par exemple. Ce sont les familles qui, jadis, dans l'antiquité, et pour des cas analogues, avaient mandé Hippocrate, Galien ou Erasistrate.

1º *Les épuisés maigres.* — Ce sont, en général, des intoxiqués d'origine gastro-intestinale. Il convient tout d'abord de connaître les particularités digestives qu'ils présentent, les plats qu'ils digèrent aisément, ceux qui ne leur agréent pas.

En général, ces sujets digèrent mieux à condition de ne pas boire aux repas. Les boissons seront prises dans les intervalles alimentaires à 10 heures du matin, 4 heures du soir et coucher, par exemple, un grand verre d'eau chaude (150 grammes environ). Le café au lait du matin (150 grammes) et le potage maigre du soir compléteront la ration liquide nécessaire qui ne dépassera pas 800 à 1.000 grammes. Presque toujours, sous prétexte de lavage rénal et d'éliminition urinaire, les malades boivent trop. Leur estomac se distend et tout est à recommencer.

Les viandes tendres ou blanches, maigre de jambon, volaille, poisson, côtelettes de mouton grillées, les pâtes, les purées, les gâteaux de riz, de semoule, le beurre frais, sont d'ordinaire bien supportés. La mastication sera soigneuse et un repos dans la position horizontale avec applications d'eau chaude sur l'estomac sera maintenu pendant une demi à une heure après le repas.

Le repos, chez ces malades, est essentiel. Douze heures la nuit (8 heures du soir à 8 heures du matin). Le lever à 8 heures, faire sa toilette et se recoucher de 9 heures à 11 heures. L'après-midi, deux à trois heures de chaise longue. Au bout d'une quinzaine de repos, les *douches tièdes* (à jet brisé à 37 degrés de une à trois minutes de durée) seront, d'ordinaire, bien supportées et régulariseront les fonctions nutritives. Toutefois, si la fatigue augmente avec la douche, se montrer prudent. Parfois, il faudra interrompre. De simples bains (32 degrés, 30 degrés, 28 degrés, deux à trois minutes de durée) remplaceront les douches : dans les cas où celles-ci ne pourraient être administrées, des bains d'air, de soleil, les courses en montagne agiront dans le même sens.

En cas de préoccupation morale, engager le malade à l'exprimer à se confesser, à ne pas garder au plus profond de son être cette épine sourde qui le ronge.

2° *Les anxieux plus ou moins hypochondriaques*, souvent sont gras. Il y a une vingtaine d'années, dans un théâtre parisien, se jouait une pièce dont le héros était un aboulique anxieux : Triple-patte, le surnom du bonhomme, était figuré à Paris par un acteur maigre. A Berlin, un colosse se chargea du rôle et ce fut bien plus drôle. L'absence de volonté, chez un gaillard taillé en Hercule, est d'un contraste plus imprévu, par conséquent disposait davantage au rire.

En fait, l'acteur de Berlin avait raison. Les anxieux — abouliques, douteux, phobiques — sont souvent chargés d'embonpoint. Quand ils sont maigres, des troubles digestifs se mettent le plus souvent de la partie.

Traitons l'estomac ou l'intestin et l'amaigrissement cédera peu à peu.

3° *Les inadaptés à la vie* sont des épuisés dont la fatigue nerveuse est fonction de la détresse intérieure, ils souffrent comme les anxieux, phobiques, abouliques, mais chez ces derniers, la souffrance n'éclate guère qu'à l'occasion du geste ou de l'acte auquel est attaché le sentiment d'angoisse. Les inadaptés sont rongés par une douleur sourde et continue. De là maigreur. Chez d'autres malades, un élément causal différent vient sans doute renforcer cette condition première. Les hyponchondriaques connaissent en effet également la torture de l'idée martelante et harcelante. Ils demeurent gras en général.

Chez ces derniers, les troubles des sécrétions endocrines semblent entrer en jeu ? Il y aurait embonpoint parce qu'intoxication surajoutée. Les inadaptés à la vie échappent souvent à l'intoxication.

Multiples, les modes d'inadaptation. Une femme mariée à un homme qui lui répugne, un ambitieux, qui rêve la gloire et se morfond, un actif condamné à la vie sédentaire, autant de raisons de souffrance. Le médecin fera de son mieux. Souvent les conditions

de vie, il ne parviendra pas à la les modifier. Mais il fera saisir douce-
ment les nécessités de l'adaptation, s'inspirera d'un sentiment de
bonté, trouvera les paroles d'encouragement qui consolent.

Le traitement diététique ,ici, fait peu de chose. Tous les aliments
digèrent en général et il n'est point nécessaire d'appuyer sur la
composition des menus. Dans tel établissement, un malade qui,
chez lui, digérait à peine un léger potage est mis en présence immédiate d'un bifteck qu'il est condamné à ingérer jusqu'à la dernière
bouchée. Et cela passe.

4° *Les anorexiques* nerveux surtout guérissent très vite, grâce à
cette méthode. Un régime lacté antérieur (2 à 3 litres de lait) précède souvent la reprise d'une alimentation solide (Déjerine). On
veillera aussi à combattre l'état saburral de la langue, cause fréquente d'anorexie et de refus alimentaire. Des gargarismes à l'eau
de menthe, de légers brossages de la langue avec une eau alcaline
rendent fréquemment service. Tous ces procédés ne remplacent pas
l'action directe sur le système nerveux. Une saison dans une station
hydrothérapique, auprès d'un médecin intelligent, tonifiera l'organisme, le mettra mieux à même de lutter contre l'influence dissolvante de l'idée fixe. L'éloignement, l'isolement sont d'autres conditions adjuvantes de succès.

III. LES MAIGRES PAR HÉRÉDITÉ. — Il est à remarquer que l'amaigrissement d'origine héréditaire ne se produit pas chez les nouveau-
nés. Il n'apparaît guère qu'après le sevrage. L'enfant étant bien portant, les parents prennent un avis médical et les organes étant assurés
sains, s'en tiennent là. Plus tard, et il s'agit d'une jeune fille, les
tentatives recommencent. La maigreur étant chose disgracieuse, il
faut y remédier à tout prix. La mode des femmes allumettes, n'a
sévi que peu de temps. Des malades, à l'affût des médications étranges,
vous proposeront des injections de paraffine dans les creux sous-clavi-
culaires, et le médecin devra connaître ce procédé pour en démontrer
à la fois l'inutilité manifeste et le danger possible, au moins en ce
qui est des restaurations de la poitrine. D'autre part, des formules
bizarres vous seront présentées, des noms de plantes inconnues associées copieusement et dans des proportions minutieuses. Cela

rappelle la thérapeutique du moyen âge et a rendu en effet service, non par l'action directe du remède, mais seulement par la confiance que lui témoignait la malade et la stimulation nerveuse qu'elle en recevait en échange.

Prescrivons, le *repos*, l'*hydrothérapie froide*. Celle-ci tolérée en pareil cas et à moins de fatigue manifeste, fait souvent maigrir au début, l'embonpoint se produit dans les semaines suivantes). A l'intérieur, les *arsenicaux* (liqueur de Fowler, arséniate de soude), l'*insuline* qui semble agir par voie stomacale, dans l'alimentation, augmenter la proportion des sucres, du beurre, des pâtes, des farineux. Gardons-nous toutefois de produire des troubles dyspeptiques et veillons à ne pas surcharger l'estomac. Chez les maigres héréditaires parvenus à la vingtième année, un élément nerveux est surajouté fréquemment à la cause constitutionnelle. La jeune fille s'impatiente, veut à toute force prendre du corps, se consume à l'idée de sa disgrâce physique. Au médecin de rendre confiance et d'assurer une amélioration satisfaisante. Elle se produira presque toujours et maintiendra l'espoir en attendant. Ici comme toujours, l'influence morale joue son rôle. Une diététique privée du concours que celle-ci apporte demeure assez misérable de résultats.

III

LES GRAS

I

L'obésité est la conséquence d'une intoxication, et celle-ci provient d'une source exogène ou endogène. L'obèse s'empoisonne par les aliments pris en surabondance ou par l'incapacité de l'organisme à les comburer d'une façon satsifaisante. Une fois la graisse fixée dans les tissus, d'autres désordres suivent cette accumulation anormale. Des troubles vasculaires, digestifs, nerveux, rénaux, bronchiques se déclarent. Il convient donc de réduire un vice de nutrition qui finit par entraver toutes les fonctions de l'économie.

Seulement, si l'obésité est une façon d'empoisonnement, cet empoisonnement, par la manière dont il se comporte, par les déchets graisseux et toxiques qu'il accumule dans les mailles du tissu cellulaire, libère les organes nobles du contact irritant que ces déchets ne tarderaient pas à produire. Rien à craindre dans les espaces conjonctifs. Il y a de la place. Ou si des accidents surviennent, c'estplus tard et du fait de l'excès des accumulations adipeuses. Nous avons donc à la fois affaire à une intoxication, mais celle-ci rendue moins dangereuse par le siège qu'elle cocupe. Considérer l'obésité au moins en partie comme une réaction de défense est une notion qui a son importance pratique. Nous avons vu des manifestations douloureuses, des sciatiques tenaces, des troubles neurasthéniques, des néphrites interstitielles, d'autres accidents encore sur lesquels nous reviendrons tout à l'heure, suivre la cure diététique, comme si les déchets irritants, ne trouvant plus dans la graisse le milieu salutaire qui émoussât leur action nocive, se fussent portés par ailleurs, montrant par là qu'ils continuaient de se former, en dépit de la disparition de leur gaine protectrice, c'est-à-dire le tissu adipeux (1). Pareille constatation commande un surcroît de précautions hygiéniques surajoutées à la cure diététique et celle-ci ne sera jamais poussée trop loin. Elle s'arrêtera non point lorsque le sujet sera devenu svelte, mais aussitôt que seront dissipés les troubles divers que provoquait l'embonpoint.

L'intoxication exogène des obèses est la plus aisément combattue : pour l'intoxication endogène, quelques difficultés peuvent se mettre en travers de la route, celles-ci entretenues par la cause même du mal. Une intoxication qui fera suite à une maladie infectieuse sera ainsi plus aisément réduite que celle qui est déterminée par un épuisement nerveux, accompagné d'une altération dans les fonctions des glandes à sécrétion interne.

Dans les intoxications endogènes, ces facteurs divers, plus ou moins associés, jouent en effet leur rôle. La répartition de l'obésité, en certaines régions, peut devenir une indication de cause, comme les hanches énormes et les colonnes des membres inférieurs dans l'obésité hypophysaire. D'autres fois, l'âge du sujet ouvre le jour sur la nature du trouble : ainsi l'obésité chez la femme à l'époque de la ménopause. En pareil cas, l'insuffisance ovarienne et des glandes endocrines semble en jeu.

Toutes ces constatations ouvrent matière à des indications thérapeutiques dont le praticien devra tenir compte à leur heure.

En dépit de ces causes diverses, une diététique univoque peut toujours être entreprise comme entrée en matière. Nous avons parlé du régime alimentaire de M. A. Robin, Entre nos mains et celle de Huchard, il a produit les meilleurs résultats.

Régime d'amaigrissement type

Au premier déjeuner. — Deux œufs à la coque ou 50 grammes de viande froide dégraissée (gigot, volaille rôtie), 20 grammes de pain, une tasse à thé d'eau chaude (150 grammes) ou du thé très léger et chaud sans sucre.

1. Ch. Fiessinger : Les accidents liés au cours des cures d'amaigrissement chez les cardiaques (*Acad. de Méd.*, oct. 1914).

A 10 heures. — Une tasse (150 grammes) d'eau chaude.

A midi. — 60 à 100 grammes de viandes grillées rôties sans jus ni sauce (veau, bœuf, mouton) ou poisson cuit au court-bouillon.

Légumes verts (200 grammes à 300 grammes). — Haricots verts salades cuites, épinards (peu de beurre, pas plus de 10 grammes, et peu de sel, pas plus de 3 grammes par repas), 30 grammes de pain.

Une tasse à thé d'eau chaude (150 grammes) ou vin blanc mêlé d'eau (150 grammes). A la rigueur un fruit peu sucré : pomme ou pêche.

A 4 heures. — Une tasse (150 grammes) d'eau chaude).

A 7 heures. — Deux œufs à la coque (s'ils n'ont pas été pris le matin) ou 50 grammes de viande.

Légumes verts comme à midi (300 grammes), 30 grammes de pain. Une tasse (150 grammes) d'eau chaude.

A 9 heures. — Une tasse (150 grammes) d'eau chaude.

Les aliments crus réussissent. On peut aussi remplacer le pain par une feuille de laitue tenue à la main.

Cela fait si le pain est permis, en tout 80 grammes de pain, 150 grammes de viande, 2 œufs, 400 grammes à 600 grammes de légumes verts, 20 grammes de beurre, ration suffisante pour satisfaire à un travail moyen. Pour les sujets qui dépassent la taille moyenne, la quantité de viande pourra être portée à 200 grammes par jour. En cas de faiblesse, un à deux verres à bordeaux de vin de Bordeaux en plus.

La quantité de boisson atteint le litre, il convient d'y ajouter l'eau contenue dans les légumes verts. Soit environ 1.300 à 1.400 grammes de liquide. Ce chiffre est suffisant. Il permet à l'élimination azotée de s'opérer comme il convient et offre l'avantage de ne pas inciter à une absorption immodérée d'aliments solides. On sait, en effet, que celui qui boit peu mange moins.

L'eau chaude est préférable au thé. Les boissons théiques et les tisanes aromatiques entraînent une constipation habituelle. L'eau chaude ne produit pas cet inconvénient. Malheureusement les malades répugnent à son emploi. On pourra leur permettre des tisanes sans sucre, mais en rappelant le léger ennui qui est attaché à leur usage.

Heckel estime que la quantité de boisson peut être réglée par le

poids du sujet et il évolue le chiffre d'après la quantité d'urine :
20 grammes d'urine par kilogramme de poids, soit pour un poids
moyen de 65 kilogrammes : 1.310 grammes. Ce poids d'urine équivaut
à environ 1.600 grammes de boissons ingérées. Heckel considère
ces chiffres comme un minimum : nous disons plutôt une bonne
moyenne.

Cet auteur, du reste, est moins sévère sur le régime. Il autorise
une certaine quantité de féculents et de sucre. A titre d'indication,
nous indiquons le détail.

Régime d'amaigrissement de Heckel

Au premier déjeuner. — Tasse de café au lait ou thé léger au lait
avec un croissant et très peu de beurre. 2 morceaux de sucre.

A midi. — Viande rôtie, aile de volaille, 100 grammes de bifteck,
30 grammes de pain. Légumes verts (épinards, salades cuites, haricots verts à discrétion). Fruits crus à discrétion. Une tasse de thé
ou de café léger.

A 4 heures. — Thé très léger ou boisson aromatique quelconque :
2 morceaux de sucre, 2 biscottes.

A 7 heures. — Deux œufs (préparation à volonté). Deux à trois
cuillerées de purée de pommes de terre, de lentilles ou d'un fécu-
lent quelconque. Fruits crus. 30 grammes de pain.

A la fin du repas : infusion de camomille.

Dans la cuisine, le sel sera réduit à un minimum. Soit au lieu de
10 à 12 grammes, chiffre moyen, une quantité de 5 à 6 grammes,
environ moitié. Les tissus adipeux offrent en effet une véritable affi-
nité pour le chlorure de sodium ; dans le cas où des œdèmes se sura-
joutent à l'infiltration graisseuse, la restriction chlorurée sera même
plus pressante.

Un bon moyen d'aider à la cure d'amaigrissement est la prescription concomitante de *théobromine* (2 cachets de 50 centigrammes)
qui favorise l'élimination des chlorures retenus dans les interstices
des cellules adipeuses. La théobromine est continuée quinze jours
à trois semaines de suite.

En cas de constipation, laxatif quotidien.

La chute de poids avec le premier régime que nous indiquons est considérable les premiers jours. Elle atteint souvent 300 à 400 grammes et bien davantage, lorsque des œdèmes tégumentaires ont pris position. Puis au bout de cinq à huit jours, un abaissement de poids se poursuit moins rapide et variant de 120 à 150 grammes par jour. Suivant l'obésité du sujet, le régime se poursuivra de un à plusieurs mois. Un homme sain devrait, dit-on, offrir comme poids un chiffre voisin du nombre de centimètres dépassant le mètre de la taille ; une taille de 1 m. 65 pèsera de sorte 65 kilogrammes, une taille de 1 m. 70 montera à 70 kilogrammes. Chez l'homme obèse, ces chiffres ne sauraient être utilisés. L'obésité est fonction non de la taille, mais des troubles de désassimilation. Etant une réaction de défense, la cure qui lui est opposée ne sera point poussée trop loin, crainte de faire naître des accidents d'un autre ordre.

D'autres régimes ont été recommandés. Notons simplement celui de Leven qui recommande un *séjour au lit* de quelques semaines et quelques jours de *régime lacté* (1500 grammes de lacté par jour) précédé par un jour de régime hydrique) (1.500 grammes d'infusion sucrée à volonté).

II

Ces indications générales nécessitent en pratique quelques modifications tirées de l'âge du sujet et aussi de la nature de l'obésité. L'obésité infantile, l'obésité féminine, l'obésité des tuberculeux, des alcooliques, des goutteux, des diabétiques, des lithiasiques, des neurasthéniques, l'obésité par trouble des sécrétions internes. autant de stations où nous nous arrêterons quelque peu, le temps de nous initier aux particularités différenrielles.

1º *Obésité infantile.* — Dans le premier âge, l'obésité liée à la *suralimentalaion* ne dure guère ; les troubles digestifs surviennent et l'amaigrissement est rapide ; l'*alcoolisme* de la nourrice peut intoxiquer l'enfant. On y songera si l'enfant est agité, dort mal, a des convulsions et que la nourrice ne déteste pas un verre de vin ou d'eau-de-vie.

Plus tard, l'existence de *végétations adénoïdes* par défaut d'oxygénation du sang, pourrait amener une obésité flasque, certains cas de *rachitisme* s'accompagnent également d'embonpoint. Un lait convenable, l'air marin, les phosphates, voilà les grands remèdes. Aux *myxœdémateux*, on prescrira la thyroïde, aux *obèses lymphatiques*, les préparations iodées, iodo-tanniques, les bains salés, l'air marin.

Naturellement, ces causes diverses étant exclues, on songera à la possibilité d'*excès de nourriture*, à l'*absence d'exercice physique*. L'*hérédité* joue un grand rôle. Huit fois sur dix, les enfants obèses ont des parents ou grands-parents diabétiques (Hutinel) ; viennent ensuite l'hérédité goutteuse, arthritique, eczémateuse. Il peut exister une orientation vicieuse de la nutrition, un engraissement par assimilation mauvaise. De petits signes d'*hypothyroïdie* sont constatés (enfants lourds, paresseux intellectuellement et physiquement, qu'il faut se garder de soumettre à des exercices musculaires prolongés) Le traitement thyroïdien donne de bons résultats. D'autres fois, l'obésité est d'origine hypophysaire, génitale. *L'hérédo-syphilis* est un facteur d'obésité. En pareil cas, le syndrome adiposo-génital est fréquent (Hutinel). Nous en reparlerons plus loin. Au médecin à prescrire dans l'espèce les remèdes salutaires.

2° *Obésité féminine*. — Les causes générales peuvent trouver jour : suralimentation, troubles dyspeptiques, nerveux, sédentarité. Chez la jeune fille, les exercices sportifs seront conseillés. La femme de trente à trente-cinq ans s'astreindra aux massages, au pinçage de la peau, à un certain nombre d'exercices physiques bien réglée par Heckel : *l'obésité abdominale combinée aux ptoses* sera combattue par le relèvement des membres inférieurs ; la malade étant couchée à plat et reposant desur le dos, saura fléchir le tronc vers les pieds de manière à en faire toucher la pointe avec les mains. Des exercices des membres supérieurs, des mouvements respiratoires profonds seront exécutés dans l'intervalle. Au relâchement des parois abdominales, on aura soin d'opposer l'usage d'une ceinture orthopédique.

L'obésité de la région pectorale sera traitée par les mouvements d'élévation du bras en avant et en dedans, l'ascension des bras croisés en croix au-dessus de la tête, tous exercices qui amaigrissent la région deltoïdo-pectorale supérieure. Pour maintenir la fermeté

des chairs, le pinçage de la peau, les frictions rudes, l'hydrothérapie
froide sont les meilleurs agents. Des soutiens-gorges, voire un ban-
dage léger en double spica contiendront les seins et empêcheront
leur ballottement qui risque de favoriser le flétrissage des chairs
pendant le mouvement commandé.

Le corset sera petit, exempt de baleines dures, se contentant
surtout de soutenir les parois abdominales.

A l'*époque de la ménopause*, interviennent pour produire l'obésité,
les métrorrhagies, les maladies du cœur, certains troubles nerveux
liés à l'insuffisance ovarienne. La cause sera combattue, on prescrira
la poudre d'ovaire desséchée, les laxatifs fréquents, les préparations
de valériane, l'hydrothérapie tiède. Les exercices physiques seront
réduits, mais la marche sera possible et ordonnée dans la mesure où
l'autoriseront les forces de la malade.

3° L'*obésité des tuberculeux* sur laquelle a insisté M. Maurice de
Fleury est souvent un résultat thérapeutique très apprécié des
malades. Ils ne consulteront guère le médecin.

Ce dernier pourra toutefois les mettre en garde contre les risques
de surmenage gastro-intestinal ou hépatique qui pourraient faire
suite à une suralimentation prolongée sans répit et sans mesure.
Les exercices physiques chez les tuberculeux devront être exempts
de tout effort, crainte de poussées congestives et de crachements
de sang. Si le médecin conseille une cure d'amaigrissement, il le
fera avec prudence, afin de ne pas réveiller des lésions en voie de
déclin.

4° L'*obésité des alcooliques* se réduit par la suppression du vin
et de l'alcool. Des accidents cardiaques, des congestions hépatiques
sont souvent superposés et guérissent comme par enchantement
avec le régime de réduction hydrolacté (600 grammes d'eau et
600 grammes de lait quelques jours de suite). L'emploi de la théobromine (2 cachets de 50 centigrammes quinze jours), de la digitaline à très faible dose (1/10 de milligramme et presque indéfiniment
prolongée) continuer dix jours .Interrompre deux à trois jours et
reprendre dix jours. Ainsi de suite des mois). Nous nous permettrons
de faire remarquer que cette méthode, que nous avons employée
avec Huchard il y a vingt cinq ans, a fait le tour de la presse après

des années de silence, et chacun se félicite d'en être l'inventeur.

5° Avec Huchard nous avons décrit l'obésité des *cardiaques* Un régime de réduction lacto-hydrique ou lacté poursuivi une dizaine de jour, précède la reprise du régime alimentaire plus substantiel. On pourra autoriser 50 grammes de viande et des légumes verts à midi. Nous ordonnons du lait au premier déjeuner et à 4 heures, mais le repas du soir sera peu abondant et ne se composera que de deux œufs, de légumes verts et d'un verre d'eau. Quinze jours de repos au lit empêchent le retour ultérieur des accidents. L'amélioration ou plutôt la résurrection des sujets est immédiate.

6° Il peut se faire que l'obèse ne soit pas seulement un cardiaque, mais aussi un *cardio-rénal.* Il existe un bruit de galop, de l'hypertension artérielle. En pareil cas, régime de réduction lacto-hyrdique, digitaline et théobromine comme avant. La digitaline n'augmente pas la tension artérielle, ou plutôt elle ne l'augmente que dans la mesure où elle rend l'énergie à la systole cardiaque, ce qui est le résultat à atteindre.

Les viandes sont plutôt mal tolérées, moins en raison, ce semble, des principes toxiques qu'elles renferment, que du surcroit de travail mécanique qu'elles imposent au tube digestif, de l'irritation qu'elles imposent à un foie déjà congestionné de la fatigue que l'excitation stomacale produit sur le myocarde malade. Le malade boira 1 litre de lait, 1/4 de litre d'eau, il consommera deux œufs par jour, deux potages maigres, 70 grammes de pain, des légumes verts, 20 grammes de beurre. Repos au lit et plus tard très peu d'exercice physique jusqu'au jour où la disparition du galop cardiaque et de la congestion du foie permettra la reprise au moins à midi de petites quantités de viandes grillées ou rôties (50 grammes environ), maigre de jambon, volaille, rôtie, côtelettes d'agneau particulièrement.

7° *L'obésité des diabétiques* ne réclame pas de traitement alimentaire spécial, au moins en ce qui est des solides. Les farineux, les sucres qui ne conviennent pas aux diabétiques ne font pas davantage l'affaire des obèses. Seulement on se gardera ici de restreindre l'usage des boissons. Les malades boiront à leur soif et une quantité de liquide déterminée par le chiffre de leur sucre. Une précaution de pratique est de recommander à tous les obèses des analyses fréquentes de leurs urines. Ils peuvent ne pas être diabétiques pendant plusieurs années, et puis vers la quarantaine, le sucre apparaît et monte rapidement. Il importe de ne pas laisser échapper ces modifications importantes de leur mal.

8° Dans les *lithiases rénales*, même recommandation de ne pas trop réduire les quantités de boisson : des eaux faiblement minéralisées, telles que Vittel, seront prises à la dose de un à deux verres au lever et au coucher. On pourra remplacer de temps à autre par l'infusion de fleurs de fèves des marais, un verre au lever et au coucher, dont M. Bouloumié (de Vittel) a rappelé l'heureuse action diurétique. Pour les exercices musculaires, on veillera à ne pas provoquer une sudation trop abondante dont l'inconvénient se traduirait par une diminution correspondante de la diurèse.

9° La *lithiase biliaire* interdira les œufs, les cervelles, les graisses, les légumes secs, les petits pois riches en cholestérine ; on prescrira le lait écrémé, les viandes grillées, rôties, des légumes verts et des fruits. Les massages, s'ils sont pratiqués, devront respecter la région de la vésicule. Plus d'une fois, une pression intempestive voire un examen qui manque de discrétion a réveillé une colique hépatique.

10° Les *obèses neurasthéniques* ou anxieux, plus ou moins *hypochondriaques*, sont des intoxiqués digestifs ou par fonctionnement imparfait des glandes à sécrétion interne. Aux neurasthéniques vrais, on prescrira plutôt le repos ; c'est surtout chez eux que le repos au lit poursuivi quinze jours à un mois entraîne un amaigrissement étonnant, aux anxieux, convient mieux le mouvement. Toutefois, les anxieux sont souvent des fatigués. L'idée fixe accable. Il s'agit de doser le mouvement sans exagérer la fatigue. Les distractions devront être offertes sans l'annonce préalable de leur heure, sinon l'idée même de la distraction ouvrira jour à un sentiment d'effort et à un redoublement d'angoisse.

Le régime alimentaire consistera en viandes tendres, à fibres peu denses, volaille, jambon, poisson, côtelettes de mouton grillées, légumes verts, œufs. Boisson et pain comme pour le régime ordinaire. Pas de thérapeutique agressive ; pas de gymnastique active, pas de saison d'eaux ; Brides-les-Bains, si utile dans les obésités par suralimentation, ne reconnaît ici aucune indication.

11° L'*obésité par troubles des sécrétions internes.* — I. On sait que les dystrophies thyroïdiennes se traduisent par le type clinique de la maladie de Basedow. Dans une autre variété, nous trouvons au contraire de l'obésité avec œdème, des membres épaissis et déformés, la sécheresse des téguments, de l'hypothermie, de l'apathie psychique. Le myxœdème est le type le plus accusé de ces troubles.

En pareil cas, la *poudre de la glande thyroïde* rend les plus grands services (10 à 20 centigrammes par jour à continuer plus ou moins longtemps, jusqu'à reproduction de l'amélioration). Dans deux maladies exotiques qu'il nous a été donné de voir, béribéri à forme œdémato-adipeuse, la médication a remis sur pied et en peu de semaines, des malades qui, depuis longs de mois, de retour en France, n'avaient jusque-là que des améliorations très douteuses. Il serait à se demander si ces formes œdémateuses du béribéri ne tiennent pas à un fonctionnement défectueux de la thyroïde, mais le fait n'a point été confirmé (Noël Fiessinger).

M. Siredey a attiré l'attention sur un syndrome d'*insuffisance thyro-ovarienne* : traits épaissis et empâtés, mains blêmes, cyanotiques, engourdissement intellectuel avec tendance au sommeil. La double médication thyroïdique et ovarienne amène une rétrocession des symptômes et la diminution de l'embonpoint. Là encore, l'action primordiale sur le système nerveux — hydrothérapie, physiothérapie, adaptation aux conditions du milieu — joue le rôle essentiel, la médication opothérapique n'intervenant qu'à titre de facteur curatif secondaire.

Le *neuro-arthritisme*, pour Léopold Lévi et de Rotschhild, serait souvent produit par une sorte d'instabilité de la fonction thyroïdienne ; on pourrait aussi bien, étant donné l'action favorable dans nombre de formes des préparations ferrugineuses, le rattacher à une insuffisance des ferments leucocytaires.

Le fer, en effet, active la production des oxydases et partant la destruction des déchets dont l'accumulation dans l'organisme maintient la sensation de fatigue.

Le traitement sera ordonné en conséquence.

Lorsque le régime alimentaire, la diète hydrique, — un jour par semaine, 1 litre de liquide — n'ont amené aucune amélioration, ce qui est rare, on pourra ordonner des préparations ferrugineuses (si l'estomac digère bien) et plus tard, avec précaution, tenter le traitement thyroïdien, mais à doses bien plus faibles que dans les myxœdèmes (1 à 2 centigrammes, 2 fois par jour pendant une quinzaine). On prescrira en plus l'hydrothérapie tiède, l'exercice modéré, qui, joints au régime alimentaire, arriveront le mieux à corriger le trouble nutritif. La médication opothérapique ne viendra jamais qu'en dernier lieu.

II. — *L'obésité hypophysaire*, décrite par Fröhlich en 1901, s'impose comme résultat des lésions ou tumeurs hypophysaires, ces dernières diagnostiquées par la radiographie. Launois et Cléret ont montré que trois sortes de syndromes peuvent faire suite à des altérations de cet ordre : 1° le syndrome acromégalique ; 2° le syndrome génital avec atrophie des organes sexuels ; 3° le syndrome adipeux. Ce dernier seul nous intéresse. Les malades ont de la céphalée, des troubles visuels (cécité, hémianopsie bi-temporale), des nausées, des vertiges, de la somnolence). Le pouls est accéléré. L'obésité hypophysaire est superficielle, elle atteint surtout la face, le ventre, les membres inférieurs, et profonde (médiastin, péricarde, épiploon).

La médication hypophysaire (3 cachets de poudre d'hypophyse à 0,10 avant le repas(rendra des services. Aux obèses avec tachycardie, le remède sera particulièrement applicable. On continue une dizaine de jours, pour reprendre alors un intervalle d'un temps égal.

III, — Venons aux obésités *d'origine génitale*. — Chez l'homme, les attributs de la virilité (largeur du thorax, étroitesse du bassin, production pilaire de la barbe et de la moustache, de la zone préigénitale, caractère masculin de la voix), sont liés à l'intégrité de la fonction testiculaire. Celle-ci venant à manquer, le *type* change. C'est celui du castrat qui prend place : état glabre du visage, voix de femme, obésité. Régime alimentaire approprié et hydrothérapie.

L'insuffisance ovarienne, surtout fréquente chez la femme à l'époque de la ménopause produit, outre l'obésité, des bouffées de chaleur, des congestions céphaliques, des palpitations, de l'asthénie. Les préparations d'ovarine (0 gr. 20) 2 à 3 fois par jour, agiront de concert, surtout avec les préparations de valériane et les laxatifs.

Certaines adipeuses douloureuses (*maladie de Dercum*) où l'adiposité évolue plutôt sous forme nodulaire, et où les douleurs atteignent les régions envahies par l'adipose, celle-ci répartie d'une manière inégale, ces adiposes sont surtout calmées par le traitement opothérapique associé (thyroïde et ovarine). A plusieurs reprises nous avons pu contrôler l'efficacité de cette médication recommandée par M. L. Rénon. Nous avons vu plus haut M. Siredey ordonner la même médication pour ce qu'il appelle l'insuffisance tyro-ovarienne.

En général, l'opothérapie associée rencontre de fréquentes indications en pratique. Les obésités sont souvent d'origine mixte ; les insuffisances thyroïdienne et ovarienne se superposent l'une à l'autre. La double médication thyroïdienne et ovarienne sera instituée. L'atrophie génitale est subordonnée aux troubles de l'hypophyse ; le traitement orchitique et hypophysaire devra maintes fois être simultanément poursuivi. D'autres fois, dans certains cas de myasthénie bulbo-spinale avec signes d'insuffisance ovarienne et hypophysaire (tachycardie, hypotension, instabilité du pouls, bouffées de chaleur), c'est le traitement mixte ovaro-hypophysaire qui rétablit l'équilibre compromis. Seulement, rappelons-nous, qu'en matière d'opothérapie, pour être efficaces, les produits doivent être frais.

III

A côté de la diététique et du traitement médicamenteux, il convient de réserver une place aux exercices physiques. Ceux-ci sont indispensables, non pas seulement pour restaurer les fonctions musculaires, comme le pense Heckel, mais aussi pour comburer d'autres déchets qui, accumulés dans la graisse, risquent, celle-ci éliminée, de se mobiliser dans l'organisme et d'attaquer des tissus nobles.

Comme exercice physique, Heckel se montre dédaigneux de la *marche*. Elle n'a jamais fait maigrir un obèse, déclare-t-il. C'est possible, mais puisque notre obèse a déjà maigri par le régime, la marche demeure un excellent comburant des déchets nutritifs et c'est le résultat qui convient : une demi-heure à une heure de marche matin et soir.

Sur les exercices violents aucun doute. Le muscle, sous l'effet de la fatigue, devient riche en acide lactique. Il absorbe de l'eau, d'où fréquente augmentation du poids. Les sujets engraissent plus qu'ils ne maigrissent.

La *cure musculaire* doit être fait par entraînement progressif, débute par la gymnastique suédoise ; dix minutes de temps pour atteindre en huit ou dix jours à la durée de quarante-cinq minutes ; mouvements de *gymnastique respiratoire, mouvements de parquet* (le patient couché sur le ventre redresse le tronc en arrière), *mouvements avec des haltères* (3 kilogrammes dans chaque main).

Les exercices faits avec des résistances progressives opposées au mouvement des muscles viendront ensuite. Ces deux cycles peuvent suffire et nécessiteront un traitement de cinq à huit mois. Le résultat étant obtenu, de simples mouvements de gymnastique suédoise de dix minutes de temps seront suffisants.

Chez les sujets jeunes, la pratique des sports fera suite, natation, course à pied, saut, cyclisme.

Le *massage* rendra des services moins appréciés. Pratiqué sur la face, le cou, et les seins, il peut même produire un allongement et une flaccidité de la peau (Heckel), résultat opposé à celui que recherchent les femmes. La restauration de la peau s'opère à l'aide de percussions et de pincements, non pas de massage tel qu'il est pratiqué généralement par pressions et par frictions. Quant au massage électrique il ne jouit d'aucune action assurée. Chez les obéses fatigués le repos au lit est une excellente méthode d'amaigrissement.

Les *cures hydrominérales* ont en France deux représentants attirés : Vichy et Brides-les-Bains. La première station reçoit les obèses arthritiques moins compromis. La seconde convient particulièrement aux obèses à gros foie. Bourbon-Lancy retiendra les obèses rhumatisants et sujets aux névralgies, sciatiques ou autres. Néris recevra les nerveux par trop déprimés, toute dépression accusée contreindiquant une saison hydroménirale.

L'hydrothérapie est communément employée (33 degrés à 37 degrés), soit sous formes de douches tièdes ou froides, — tièdes, et de deux minutes de durée, à jet brisé chez les sujets fatigués ; froides (5 degrés à 15 degrés) chez les obèses vigoureux (durée huit à douze secondes). L'*électrothérapie* ne fournit pas de résultats en rapport avec les frais occasionnés par la médication.

IV

Accidents qui suivent les cures d'amaigrissement

Nous avons dit que l'obésité était une réaction contre l'intoxication ; il importait de ne pas trop faire maigrir les malades ; sinon et même avec la garantie des exercices musculaires, des accidents sont à craindre. Les obèses, avons-nous ajouté, ont un poids correspondant non à leur taille, mais à leur régime de nutrition ; chez quelques-uns, il peut devenir dangereux de descendre au-dessous d'un certain chiffre. Tel obèse de 120 kilogrammes acceptera une diminution de 20 à 25 kilogrammes ; il deviendra malade s'il lui est demandé davantage. Tel autre, pesant 90 kilogrammes, pourra être réduit à 80 kilogrammes et non plus. Chaque forme d'intoxication réclame une quantité de graisse correspondante : la lui refuser, par une cure d'amaigrissement excessive, est ouvrir la porte à l'invasion des troubles.

L'arrêt dans la cure est moins imposé par le chiffre de la diminution que par la disparition des accidents. C'est elle qui règle la conduite du médecin. Aussitôt que la dyspnée d'effort cède, qu'une sensation de bien-être allège les muscles, que la tachycardie ou les extrasystoles ou les crises angineuses disparaissent, il faut interrompre.

Pour fixer notre jugement, rappelons des chiffres. Sur 145 cardiaques que nous avons fait maigrir (1), nous avons observé 15 fois des accidents, et parmi ceux-ci trois fois des *accidents neurasthéniques* avec angoisses, absence de volonté, troubles dyspeptiques, insomnie. Si la réduction alimentaire devait produire semblables

---

1. Depuis 1914, nous n'avons plus observé d'accidents, vu la précaution de ne pas poursuivre la cure au delà des limites nécessaires.

troubles, ils s'observeraient chez un bien plus grand nombre de sujets, puisque tous sont soumis à un régime identique. Aussi bien, il est à remarquer que tous ces accidents ont cédé à une reprise de poids de 5 à 6 kilogrammes, alors que l'amaigrissement, en moyenne de 150 grammes par jour, avait atteint chez les uns et les autres de 15 à 20 kilogrammes en quelques mois.

Ces troubles, nous les attribuons à la mise en liberté de substances toxiques, qui troublent le fonctionnement du sympathique viscéral. Parfois, les sujets avaient déjà passé par des crises de neurasthénie antérieures, d'autres fois, c'était leur première atteinte. La guérison s'obtient avec la récupération d'une certaine quantité de tissu adipeux, qui joue son rôle protecteur en emmagasinant à nouveau les poisons imprudemment libérés.

Ce qui se produit pour les états neurasthéniques, est tout aussi vrai pour les *rhumastismes, sciatiques, crises de goutte*. Si la restric tion alimentaire ne produit pas les premiers, la quantité surabondante des substances azotées n'est point responsable des seconds. D'abord, avec notre régime, cette surabondance n'existe pas et, ensuite, les crises de goutte se manifestent très souvent lors des premiers jours de la diète hydrolactée, alors que les malades n'éliminant guère que les substances chlorurées, contenues dans les mailles du tissu adipeux, n'absorbent aucune sorte d'aliment azoté, en dehors des très faibles quantités de lait (500 à 750 grammes). La goutte apparaît pour la première fois avec ce régime hydrolacté, ou bien elle précipite ses crises, qui étaient rares auparavant. Les composés uratiques mobilisés par l'amaigrissement se lancent dans les jointures, comme tout à l'heure, dans les états neurasthéniques, les poisons se portaient sur le sympathique neuro-glandulaire.

Les crises de goutte se répètent quelques jours, quelques semaines, pour céder ensuite. L'accoutumance s'établit, favorisée chez quelques uns par une légère reprise d'embonpoint.

Pour la sciatique, une constatation nous a été offerte de sa ténacité extraordinaire. Une de nos malades, ayant maigri de 15 kilogrammes, a souffert pendant dix-huit mois, impotente et rebelle à toutes les médications. Une reprise d'embonpoint de 6 kilogrammes a coïncidé avec la guérison.

La *néphrite interstitielle* (nous avons soigné trois malades, dont deux médecins qui firent cette complication), les *poussées d'eczéma aigu généralisé*, des crises *subintrantes de coliques hépatiques* semblent également être activés du fait de l'amaigrissement.

Ajoutons enfin, un malade de cinquante-neuf ans, qui, traité par mon regretté maître Huchard, comme artério-scléreux, maigrit de 12 kilogrammes et succomba quatre ans plus tard à une tuberculose pulmonaire subaiguë. La tension artérielle (au Potain), qui marquait tout d'abord 24 maxima tomba plus tard à 16.

Sans doute, semblables faits constituent une exception. Ils commandent, néanmoins, de la circonscription de la part du médecin. S'il doit faire maigrir ses obèses jusqu'à la disparition des troubles cardiaques dyspnéiques, tachycardiques, extrasystolique, angineux il convient de ne point dépasser une certaine limite tracée par la diversité des tempéraments. Surtout chacun se gardera de vouloir imposer au malade un chiffre de poids commandé par la hauteur de sa taille. La vérité d'un semblable rapport ne compte plus la richesse des démentis qui lui sont journellement infligés.

CEUX QUI NE DORMENT PAS

Ceux qui ne dorment pas ont une propension instinctive à courir aux remèdes. Ils ont tort. Les médicamnets ne sont que des ressources d'exception. Une bonne diététique alimentaire et morale est le grand agent curateur.

Il n'est guère qu'une sérié de circonstances où la pharmacie recouvre ses droits : quand l'insomnie est le résultat d'une douleur physique vraie. En calmant la douleur, on ouvre la porte au sommeil. Par ailleurs, les hypnotiques ne constitueront jamais qu'une médication des plus rares et souvent dangereuse.

En sorte que trois types différents composent les sujets qui ne dorment pas : 1º ceux qui se remettent grâce au régime alimentaire ; 2º ceux qui ont, en plus, besoin d'un traitement moral ; 3º ceux qui ont, en plus, besoin d'un traitement médicamenteux.

1º CEUX QUE FAIT DORMIR LE RÉGIME ALIMENTAIRE. — Ils sont nombreux. Ce sont les maladies organiques du cœur, des reins, les crises d'asthme, les intoxiqués (alcool, café, thé), les dyspeptiques, les maladies infectieuses aiguës.

I. *Cardiaques et rénaux.* — Rien d'erroné comme la pratique d'administrer du sulfonal ou tel autre hypnotique à un *cardiaque* ou à un *rénal.* Il faut toujours commencer par le régime alimentaire. Huchard, jadis, avait beaucoup insisté sur ce point, et les découvertes modernes n'ont fait que corroborer cette nécessité.

Un cardiaque ne dort plus quand son cœur se dilate ; un rénal a de l'insomnie quand son rein filtre mal ou qu'une insuffisance car-

diaque s'est superposée à sa lésion rénale. Dans les deux cas la diététique est la même.

Tout d'abord faisons coucher le malade. Le *repos au lit* sera maintenu une dizaine de jours quand le cœur est touché : et autant si les
reins seuls sont en jeu. Le malade ne boira que de l'eau, le premier,
voire les second, troisième ou quatrième jour. Dans le cas d'urémie,
de rythme de Cheyne-Stokes, le régime hydrique sera continué
jusqu'à six ou huit jours. La quantité de liquide ne sera pas trop
considérable : environ 1 litre à un cardiaque, ou à un rénal. Le cardiaque ne boit pas trop pour éviter l'augmentation de la masse sanguine, le rénal boit peu pour amener une décongestion rapide du rein.
C'est un fait sur lequel, en effet, nous avons maintes fois insisté :
la valeur pratique de la congestion passagère qui atteint un rein
malade. En réduisant la congestion, la filtration s'opère à nouveau.
Or, de grandes quantités de liquide surmènent l'organe et aggravent
la congestion qu'il s'agissait de combattre.

Le liquide sera administré par verre à bordeaux, d'heure en heure,
toujours pour empêcher les inconvénients de pléthore ou de congestion qui pourraient suivre une absorption immodérée. Aussitôt
que le malade dormira, au bout de quelques jours par exemple, la
quantité de liquide pourra être augmentée, non pas dans les maladies
de cœur, où le chiffre de 1 litre est donné dès le début, mais dans les
maladies des reins, où il faut atteindre à 1.300 grammes et
1.500 grammes pour réaliser une bonne excrétion des déchets azotés.

De même, le liquide, au lieu d'être composé d'eau pure sera coupé
de lait, dans la proportion de 1/3 ou 1/4 le deuxième ou troisième
jour, de moitié, le quatrième ou cinquième jour, de 2/3 le dixième
jour, se composera de lait pur le septième jour.

Trois médications serviront d'accompagnement au gré des indications : la *digitaline*, si le cœur est touché (toujours donner de
très faible doses et presque indéfiniment prolongées, soit V gouttes
ou 1/10 de milligramme de digitaline cristallisée dix jours, interrompre
deux à trois jours, reprendre dix jours), la *théobromine*, s'il y a des
œdèmes (en cas de lésion rénale, attendre deux à trois jours avant
d'ordonner ce remède qui, formulé tout au début pourrait augmenter

la congestion concomitante), la *morphine*, celle-ci à doses intestinales : 1 /2 à 1 milligramme, surtout en cas de Cheyne-Stokes, auquel
cas, elle régularise le rythme respiratoire. Maintes fois, nous avons
fait ressortir le danger des hypnotiques chez les cardiaques. Ils diminuent la force de la contractilité du cœur, font dormir au prix de
réveils infiniment pénibles et d'une aggravation des accidents.

Des *émissions sanguines* sont pratiquées si l'insomnie ne cède pas :
6 à 10 ventouses scarifiées sur les reins ou une saignée de 200 grammes.

Le régime plus tardif des cardiaques et rénaux ne sera pas déve-
loppé ici. Aussitôt qu'ils vont mieux, ces malades dorment et nous
ne parlons ici que de la diététique de l'insomnie.

Le précepte, toutefois, que nous rappellerons pour les cardiaques
qui ont passé par l'hyposystolie et les néphritiques chroniques sortis
de leur crise, c'est de toujours très peu manger au repas du soir ;
un potage maigre et une tasse de lait suffiront, sinon l'insomnie qui
avait cédé reparaîtra. Le principal repas sera fait à midi et il sera
toujours modéré en quantité.

II. *Crises d'asthme.* — Il s'agit de la crise d'asthme associée à
des râles sibilants dans les grosses bronches et des râles humides dans
les bases. Nombre de médicaments ont été utilisés dans l'espèce :
piqûres d'adrénaline, d'ovatmine, iodure de caféine, comprimés
d'éphédrine, injections sous-cutanées de morphine, d'héroïne, fumi-
gations belladonées, nitrées, etc. Avant de faire quoi que ce soit
nous conseillons de recourir au régime hydrique et hydrolacté
(1.000 grammes de liquide) par verres à bordeaux toutes les heures,
ainsi que nous venons de le recommander dans les affections cardio-
rénales. Bien que l'élimination ne soit pas entravée par une lésion
des reins, la même diététique réussit. Pourquoi, chez de tels malades,
les principes irritants, au lieu de s'éliminer par la voie rénale qui est
libre, demeurent-ils enfermés dans l'économie et provoquent-ils de
la congestion bronchique ? Sans doute des troubles profonds de
nutrition modifient ainsi certaines voies d'appel. Quels sont au juste
ces troubles ? De l'uricémie respiratoire, dit M. Sédillot, des chocs
anaphylactiques affirment les autres.

Contentons-nous, pour le moment, de l'empirisme pratique. Et
rappelons-nous que le régime hydrolacté est capable d'atténuer

nombre de crises d'asthme non déterminées par un état morbide des reins ou du cœur.

III. *Intoxications.* — Les insomnies par *intoxications*, d'origine externe (l'urémie dont nous avons déjà parlé est une auto-intoxication) guérissent avec la volonté du sujet. Il n'a qu'à supprimer le *thé* et le *café* ou au moins consentir à n'en jamais faire usage le soir. L'*alcool* peut entraîn.r les mêmes inconvénients et à doses très faibles. Tel sujet ne dormira pas pour avoir pris un verre de vin vieux dans la journée ou le soir. Le *tabac* doit être interdit absolument. On réduit mal l'habitude de fumer. Peu à peu les quantités autorisées sont dépassées et les chiffres primordiaux sont à nouveau atteints. Mieux vaut donner un congé définitif qui ne souffrira pas le moindre retour.

IV. *Dyspepsies.* — Parfois, c'est au sommeil agité que se révèlent les premiers signes avertisseurs d'un état dyspeptique. Le sujet maigrit ; il a des pesanteurs dans l'après-midi, pas de douleurs proprement dites. Des renvois non acides, non aigres, se produisent longtemps après les repas. Le malade s'endort assez rapidement, se réveille à 2 ou 3 heures du matin, demeure éveillé deux, trois heures de suite. Le sommeil le reprendrait au moment où les occupations journalières l'obligent au lever. La constipation est habituelle. Il s'agit dans ce type de troubles d'origine nerveuse. *dyspepsie nervo-motrice*, où les troubles moteurs dominent en général les troubles sécrétoires.

D'autres dyspepsies empêchent le sommeil parce que douloureuses : ce sont des crises d'*hyperchlorhydrie* accompagnées ou non d'ulcus, des crampes liées à des *spasmes* ou des rétrécissements du pylore.

Il faut peu de chose en général pour rétablir le sommeil. Dans la *dyspepsie nervo-motrice*, le malade aura soin de bien mastiquer ses aliments, de manger lentement, de consommer peu de pain, de boire de l'eau aux repas. Il évitera avec soin tous les aliments susceptibles de déterminer une irritation gastrique locale (condiments, ragoûts, civets, sauces, viandes à fibres denses, telles que le bœuf), se tiendra au régime des viandes molles, des pâtes, des purées, des fruits cuits combattra la constipation avec soin. C'est chez de pareils sujets que les préparations magnéro bismuthées réalisent une véritable action hypnotique.

Ou plutôt, le bismuth à hautes doses à jeun (10 grammes de *sous-nitrate de bismuth*, codex 1884 ou 10 grammes de *Kaolin*) dans un verre d'eau chaude. En calmant l'excitabilité du système nerveux, stomacal, de remèdes réduisent l'excitation du système nerveux; partant permettent le retour du sommeil.

Ces adjuvant médicamenteux est parfois inutile. Le régime alimentaire requis suffit à ramener le sommeil.

Il en va de même des crises d'*hyperchlorhydrie* accompagnées ou non d'ulcus stomacal. Le régime lacté exclusif suffit d'ordinaire pour calmer la douleur ; des cachets de poudres absorbantes, le sous-nitrate de bismuth à hautes doses seront associés à l'occasion.

Dans les cas de *crampe pylorique* liée à un spasme ou à un rétrécissement organique, une indication alimentaire domine tout le champ des interventions thérapeutiques ; la nécessité de donner des repas fréquents, peu abondants et peu chargés en boissons. La distension stomacale augmente la crampe et la douleur : on l'évitera en recommandant le repos au lit, en ne donnant pas plus de 100 grammes de liquide à la fois, soit 100 grammes de lait dix ou douze heures de suite, soit encore des petits repas composés d'un plat, de 8 heures du matin à 8 heures du soir, un repas toutes les trois heures, comme nous l'avons indiqué précédemment. Une intervention chirurgicale sera parfois nécessaire, mais il faudra épuiser toutes les ressources de la diététique avant d'y recourir.

Chez *les enfants du premier âge*, les troubles dyspeptiques sont une cause fréquente d'insomnie ; d'autres fois ,une maladie aiguë sera en cause. Les parents ne s'inquiéteront pas ; il est plutôt rare qu'une maladie grave, telle que la méningite tuberculeuse, couve sous roche. Le médecin y songera, mais pour l'écarter.

Il régularisera la digestion par les moyens diététiques appropriés, ordonnera des *lavements tièdes*, des *bains tièdes* (37 degrés à 38 degrés) de dix minutes de durée, trois fois dans le jour. Si l'enfant est au sein, la nourrice sera surveillée. Il ne faut pas qu'elle boive du vin ou de l'alcool. l'excitation alcoolique de la nourrice amenant l'insomnie de l'enfant.

Comme remèdes, les infusions de tilleul, l'eau de fleurs d'oranger seront les seuls autorisés et toujours suffisants. Plus encore que chez les adultes, les hypnotiques ont de gros inconvénients. Ils délabrent le tube digestif, augmentent la fatigue du système nerveux.

V. *Maladies infectieuses aiguës.* — Il est certain que la diète absolue aux boissons aqueuses est un des bons moyens de calmer l'insomnie dans les maladies infectieuses aiguës. Joignons-y l'emploi de bains tièdes (à 35 degrés toutes les trois heures, de dix minutes de durée et tant que la température atteint 39 degrés). Les bains frais (28 degrés à 25 degrés) réussissent surtout dans la fièvre typhoïde, les scarlatines graves, et le rhumatisme cérébral. On n'y recourra dans les autres pyrexies que si les bains tièdes n'arrivaient pas à calmer l'agitation.

Il y a quelques années, une mode passagère avait préconisé l'emploi d'une alimentation plus substantielle dans les états aigus. Les malades finissaient quelquefois par guérir, tant est grande la tendance naturelle vers la guérison, mais ils dormaient beaucoup plus mal et force était, pour leur donner leur repos, de revenir à la diète hydrique ou hydrolactée.

2º CEUX QUI ONT EN PLUS BESOIN D'UN TRAITEMENT MORAL. — Nous croisons ici la grande famille des épuisés, tous excitables parce que fatigués et des mélancoliques, ceux-ci dans les formes légères, souvent confondus avec les premiers.

Il va sans dire que lorsque l'épuisement reconnait une cause organique (maladie du cœur, des reins, syphilis, paralysie générale, ramollissement cérébral) ou toxique (morphinomanie, cocaïnomanie), empoisonnements par l'oxyde de carbone (calorifères à air chaud, saturnisme, empoisonnement mercuriel), ou un vice de nutrition (diabète, neurasthénie surrénale), le traitement causal sera institué. En pareil cas, même, le traitement moral trouve jour. Il faut conquérir la confiance du malade, entrer dans ses vues, l'écouter avec patience, le rassurer.

Que la neurasthénie reconnaisse pour cause une simple fatigue d'origine héréditaire, suivie de troubles digestifs ou une maladie infectieuse qui a guéri, l'action morale du médecin poursuivra son influence bienfaisante et consolatrice. La visite médicale du soir a pouvoir d'assurer, par la quiétude qu'elle amène, un sommeil moins troublé. Une constatation qu'il convient d'imposer au malade est celle d'un repos qu'il réalise plus réparateur qu'il ne se l'avoue à lui-même. Souvent, en effet, le sujet dort, alors qu'il ne croit pas dormir. L'intelligence est assoupie, seule l'angoisse veille. On fera coucher la neurasthénique tôt, à 4 ou 5 heures de l'après-midi, le sommeil se produit d'autant mieux que l'excitation de la fatigue est moins vive. Rien de fâcheux comme la méthode de guérir l'insomnie du neurasthénique par l'abus des exercices physiques. Il faut peu marcher, passer ses jours à l'air, étendu dans un hamac ou sur le pont d'un bateau (Deschamps).

Surtout, ne pas s'angoisser, et cela est difficile à l'idée de l'insomnie qui reviendra la nuit prochaine. Le sommeil étant un acte instinctif, plus le malade y pensera, moins cet acte s'exécutera suivant son rythme normal. L'attention est une faculté fâcheuse quand elle s'exerce sur le domaine des fonctions organiques. Elle les trouble, en fausse le mécanisme tout à fait. C'est pourquoi il appartient de faire pénétrer dans l'esprit de l'épuisé des sources d'intérêt qui le détourneront du mâchonnement de ses craintes. Pour que les conseils du médecin portent, c'est à ce moment que le don de sympathie qui émane de sa personne devient le plus indispensable. Aimé de ses malades, le médecin sera obéi. Le neurasthénique consentira à le suivre sur les horizons d'occupations, des distractions, de lectures où son guide voudra bien le convier.

Les hypnotiques sont tous dangereux. Les préparations de *valériane* seront ordonnées. La teinture de *crataegus oxyacantha* (aubépine), de *ballotte*, de *passiflore*, X à XV gouttes dans 1/4 de verre d'eau, le *validol* (valérianate de menthol, X gouttes, l'*oxycamphre* (solution alcool à 50 %, X gouttes), agiront dans le même sens, tout en offrant l'avantage de vocables médicamenteux moins répandus. A la rigueur, un seul soir et pour rompre l'habitude de l'insomnie, un hypnotique, tel que le véronal (0 gr. 30) pourra être toléré par exception. En général, l'hydrothérapie tiède, les bains de mains chauds répétés une demi-heure, trois fois dans le jour, plus tard les bains tièdes (dix minutes de durée à 37 degrés), les douches tièdes (deux minutes de durée à jet brisé) (elles excitent souvent au début) prépareront sans adjonction d'aucun remède et avec fruit, le calme du soir.

Le régime alimentaire sera subordonné à l'état des fonctions digestives ou à l'intégrité des autres appareils.

En général, on évitera la surcharge alimentaire des *dyspeptiques*. L'estomac est souvent clapotant. Une série de repas composés d'un plat toutes les trois heures, soit 200 grammes de cacao ou de café au lait, soit 5 cuillerées de nouilles, de purée de pommes de terre ou d'un œuf, ou 4 cuillerées de marmelade de fruits, ou 50 grammes de viande blanche ou tendre, 50 grammes de volaille rôtie, jambon, poisson cuit au court-bouillon, ou un potage maigre, auront vite fait de favoriser la contractilité de l'estomac. Après chaque plat solide, on autorisera 100 grammes d'eau chaude, ou d'une infusion, la quantité totale de liquide ne devant pas excéder 7 à 800 grammes.

C'est largement suffisant quand l'alimentation n'est pas trop chargée de substances azotées. Les médecins allemands, en pareil cas, s'en tiennent souvent à 500 grammes par jour. La diminution de liquide, en évitant la distension stomacale, est un bon moyen de calmer l'excitation gastrique et de ramener le repos.

Les néphritiques chroniques sont souvent atteints d'un état neurasthénique avec hypertension artérielle. Le régime hydrolacté, lacté (1 litre de liquide, puis 1 litre, 1 litre 1/2 de lait pur associé à 1, puis 2 potages au lait), les émissions sanguines ramèneront le sommeil. Une émission sanguine (200 grammes) sera souvent nécessaire. Les paroles rassurantes et à la fois fermes du médecin calmeront le malade et lui insuffleront la volonté de suivre l'ordonnance.

Les épuisés d'origine cérébrale. Les lacunaires, c'est-à-dire une catégorie de ramollis, peuvent présenter de l'hypertension artérielle, mais celle-ci maintes fois indépendante d'une lésion rénale. La nourriture sera surtout réduite de quantité, les malades souvent affamés devront rester sur leur appétit : ne pas prendre plus de 50 grammes de viande à midi, l'exclure de leur table le soir, supprimer le vin, l'alcool, le tabac, tous agents excitants et hypertenseurs. Une *tumeur cérébrale* sera parfois en jeu. Le médecin y songera, ne fût-ce que pour avoir envisagé toutes les prévisions.

Nous venons de parler ici des épuisés avec hypertension artérielle.

Des auteurs ont voulu établir sur ce signe les principes d'une division ;
les hypertendus et les hypotendus. Nous n'aimons pas beaucoup
cette classification, l'hypertension étant fonction d'états morbides
différents et l'hypotension étant l'état habituel des sujets à estomac
délicat et qui échappent aux lésions rénales ou à la sclérose des parois
artérielles.

Avec les *mélancoliques*, nous croisons une série de malades où le
traitement moral agit moins que sur les neurasthéniques. Dans les
formes peu graves, toutefois, l'action du moral, n'est point négli-
geable. N'allons point croire que ces sujets guérissent par suggestion.
Disons-nous que ces états de dépression anxieuse évoluent souvent
par crises et se terminent par guérison dans un laps de temps variant
de trois à six mois. Nombre de cures rententissantes dans des maisons
de santé sont dues à cette heureuse coïncidence qui faisait concorder
l'entrée dans l'établissement avec la fin naturelle et prochaine de la
crise.

Pendant des mois, le régime diététique consistera simplement en
une nourriture modérée, de digestion facile. Peu manger le soir.
Pas de vin, de café, ni d'alcool. Beaucoup de bonté, une sollicitude
attentive et qui sait écouter et compatir à la souffrance, une patience
inaltérable, sont indispensables à qui veut soulager.

Les hypnotiques seront maniés avec la plus grande prudence.
S'ils font dormir, ils semblent avoir pour effet de prolonger l'état
mental, d'aggraver l'état anxieux. Rien de pénible comme le réveil
de ces malades. Lorsqu'ils ont pris du trional ou du véronal ou tel
autre hypnotique le soir, ils semblent, dans la matinée du lendemain, accumuler dans leur pauvre tête toute la charge d'angoisse
sont ils s'étaient pour quelques heures allégés pendant le sommeil.

La supercherie qui fait passer une poudre inerte pour un médicament
actif réussit quelquefois. Il y a une vingtaine d'années, nous avons
pu faire dormir nombre de nuits un acteur célèbre, atteint d'anxiété
mélancolique, à l'aide de cachets de magnésie qui lui étaient offerts
comme du véronal. Le plus souvent la substitution ne produit son
effet que pour peu de temps. Les sujets réclament des hypnotiques plus
actifs. De temps à autre, tous les quatre ou cinq jours, on leur pourra
donner satisfaction (en leur autorisant la drogue convoitée). Les

Les bains prolongés à 37 degrés (deux à quatre heures), l'alitement, quand ce dernier est consenti par le malade, exercent de leur côté une action sédative manifeste. Les sujets ,au contraire, maintenus dans le lit en dépit de leur volonté, s'exaspèrent davantage, déplorent leur impuissance et ne dorment plus du tout.

3º CEUX QUI ONT EN PLUS BESOIN D'UN TRAITEMENT MÉDICAMENTEUX. — Chez certains malades, les *cardiaques*, les *rénaux*, les *dyspeptiques*, les hypnotiques ne valent rien. Toutefois, nous avons vu la morphine, ou l'héroïne à très faibles doses (1 /2 à 1 milligramme), de une à trois à quatre fois par jour, trouver leur emmploi chez des cardiaques ou des rénaux que le régime diététique, dans l'espèce hydrolacté, n'a pas suffisamment améliorés. Quant au chloral, véronal, trional, sulfonal, somnifène, dial, etc. Ils doivent être rejetés comme dangereux en général, aussitôt que le cœur à commencé de fléchir. Dans l'éclampsie d'origine rénale, on sait, au contraire, que le chloral à hautes doses rend les plus signalés services.

Pour les *asthmatiques*, la gamme des médications est déjà plus large. Adrénaline, évatmine, éphédrine, morphine, belladone, iodures sont diversement ordonnés.

Inutile de revenir sur le traitement syphilitique dans les **neurasthénies** qui reconnaissent cette cause, le traitement antidiabétique chez les épuisés diabétiques, etc.

Nous avons parlé des circonstances exceptionnelles qui autorisent, un soir ou deux, l'administration d'un hypnotique à un neurasthénique simple ou à un mélancolique.

Il nous reste à parler des conditions où les calmants sont, au contraire, le seul moyen de procurer le repos : c'est l'histoire des insomnies produites par la douleur physique. Ici les analgégiques réussissent mieux que les hypnotiques proprements dits. C'est au tour d'entrer en scène à la quinine, l'exalgine, au pyramidon, à l'aspirine, à l'antipyrine, la phénacétine.

La morphine sera employée contre les douleurs *passagères très* vives (coliques, hépatiques, néphrétiques, 1 /2 centigramme) ou dans les infections incurables (cancer), où la morphinomanie n'est pas à redouter.

Quant au régime alimentaire, il sera réglé par la cause même de la douleur. Une alimentation modérée non excitante, où les viandes tiennent peu de place, où le vin et le café sont bannis, voilà pour les grandes lignes. En cas de coliques hépatiques ou néphrétiques, la diète sera absolue pendant la durée de la douleur et quelques gorgées d'eau seront tout au plus permises, le régime alimentaire commandé par la maladie étant repris au bout de douze à vingt-quatre heures.

V

LES JAUNES ET LES TERREUX

Les jaunes et les terreux, c’est-à-dire les hépatiques. Certains dyspeptiques, hypersthéniques constipés, présentent également un teint terreux. Nous en avons parlé ailleurs. Les lignes qui suivront n’ont trait qu’aux hépatiques. L’étude de la cholestérinémie a rajeuni dans ces derniers temps quelques faces du sujet.

L’augmentation de cholestérine dans le sang se rencontre non pas seulement chez nombre d’hépatiques, mais aussi chez les gros mangeurs, ceux qui consomment trop d’azote, et trop de graisses, au cours de la grossesse et dans d’autres états morbides, tels que l’urémie. Ce n’est point l’hypercholestérinémie qui fait le caractère bilieux, puisqu’elle atteint des sujets à caractère aussi disparate que la femme enceinte qui recherche la chaise longue et le lithiasique agressif et hargneux ; les anciens ne s’y trompaient guère ; sans le connaître, ils avaient discerné l’état cholémique derrière les manifestations de l’humeur. La présence de pigments biliaires dans le sang est la véritable cause de l’aigreur du caractère, la cholestérine en excès intervient pour favoriser la production de la lithiase. Elle fournit une justification aux explosions peu amènes, mais le fond orageux du tableau, ce n’est point elle qui le constitue. Le foyer initial, c’est toujours la cholémie.

Le régime alimentaire devra donc combattre à la fois la cholémie et l’hypercholestérinémie. S’il a pouvoir de faire descendre un rayon dans l’âme des hépatiques, ceux-là peut-être non, mais leur entourage à coup sûr, voueront au médecin une gratitude pleine d’effusion.

La digestion des graisses est particulièrement troublée. Donc, réduisons les graisses. Parmi celle-ci le beurre est le mieux toléré. La crème fraîche, les fromages à la crème réussissent également (Noël Fiessinger et Henry Walter). Les excès alimentaire fatiguent à la fois la fonction hépatique et déterminent une production exagérée de cholestérine ; donc, mangeons peu. Certains aliments amènent une surproduction immédiate de cholestérine. Sachons les proscrire. C'est ainsi que nous supprimerons les œufs, les cervelles, l'oie, le canard, les rognons, le foie de veau, les petits pois, les fritures, les ragoûts, les sauces au beurre. Si le jaune d'œuf est mal supporté, il est bien toléré dans les crèmes sucrées (Noël Fiessinger et Henry Walter). D'autres aliments, en excitant le foie, annihileront davantage ses fonctions compromises. C'est l'histoire des alcooliques et des condiments. D'autres agiront défavorablement par la lourdeur digestive qu'ils auront provoquée : ainsi les choux, les radis, concombres, oignons.

Certains aliments riches en cellulose ont au contraire des effets laxatifs et de stimulation biliaire, tels les légumes verts : salades cuites, artichauts, navets, asperges, céleri, fruits. La constipation, la sédentarité, la constriction du corset renforceront l'intensité des troubles déjà produits. Donc ordonnons les aliments qui régularisent les fonctions, faisons marcher les malades et recommandons aux jolies femmes de ne pas se serrer la taille.

Ce règles générales comportent de nombreuses variations particulières. Celles-ci se répartiront principalement entre quatre types d'affections principales : 1° les cholémies ; 2° les ictères ; 3° les cirrhoses ; 4° les lithiases.

I. LES CHOLÉMIES. — Ce sont les sujets dont les téguments sont incolores ou à peine teintés ; de l'imprégnation biliaire, ils n'ont qu'un seul témoin de leur mal : la présence des pigments biliaires dans le sang.

Certains régimes ne ménagent pas ces malheureux qui sont légion et, le plus souvent, ne se plaignent que de malaises vagues ou de lassitude : tout homme au teint terreux est soumis à une cure prémonitoire de lait écrémé, huit à quinze jours de suite. Ce n'est pas toujours le moyen de lui éclaircir le teint, mais c'est celui de déchaîner sa mauvaise humeur. Il se sent plus faible et soulage sa colère en invectives vengeresses.

Un régime lacto-végétarien avec faibles quantités de viandes et de vin est celui qui conviendra le mieux.

Seront permis en petite quantité : vaindes maigres dégraissées, peu cuits, les farineux, les riz, les pâtes alimentaires, les carottes, les salades cuites. Certains auteurs défendent les épinards, parce que contenant de l'acide oxalique ; nous n'en avons jamais observé le moindre incovénient. Les Anglais, du reste, proscrivent les épinards dans la goutte ; ils leur reconnaissent l'avantage de ne pas contenir les purines et d'exercer une action dissolvante sur les déchets organiques (Luff). Ajoutons, en plus, la présence de la cellulose, qui assure aux épinards une action laxative manifeste.

Les fruits bien mûrs, les fruits cuits, le pain grillé, les biscuits conviendront au mieux. L'eau pure, les infusions chaudes (camomille, tilleul), parfois une eau alcaline (Pougues, Vals, Vichy) constitueront les boissons habituelles.

Un peu de vin mêlé d'eau, de la bière légère, du cidre frais seront pris sans inconvénient.

Seront interdits : le gibier, les viandes marinées, faisandées, le pâté, les coquillages, les viandes grasses, les choux verts, radis, les fromages forts, les liqueurs, les vins purs, les condiments.

Seront permis en petite quantité : viandes maigres dégraissées, grillées, rôties, poissons maigres, volaille rôtie, maigre de jambon environ 50 grammes), légumes secs, chocolat, thé, café.

Le cholémique supportera très mal les écarts de régime. Toute sa vie, il devra se surveiller. Les exercices physiques, la marche, l'hydrothérapie tiède agiront d'une façon favorable. La fatigue morale ou physique aggraverait au contraire les troubles. Pour la lithiase biliaire, il en sera de même. Il est même curieux de constater la répercussion fâcheuse et immédiate des émotions. Entre le psychisme du sujet et son foie, les relations sont très étroites. Une secousse morale ébranle la bile et celle-ci imprime son goût amer aux sensations du sujet .

II. LES ICTÈRES. — L'obstruction du canal cholédoque dans

l'*ictère catarrhal* est un mythe. Dans les formes les plus bénignes, la cellule hépatique est touchée (N. Fiessinger). Il convient donc de se montrer sévère).

Le repos au lit et le régime du lait écrémé 1 litre 1/2 vaudra le mieux. Le lait écrémé sera donné toutes les deux heures par verres de 100 grammes à 125 grammes, mêlé de quelques cuillerées d'une eau alcaline. En cas de répugnance pour le lait, une eau alcaline légère, (Vittel, Contrexéville), sera prescrite pure pour vingt-quatre heures, puis on la mélangera avec un tiers, moitié de lait. Le régime lacto-végétarien (avec légumes verts riches en cellulose) sera ordonné ensuite.

Dans l'*ictère congénital* et dans les *ictères hémolytiques*, la couleur des téguments vient non d'une intervention du foie, mais d'une transformation du pigment sanguin.

Le régime qui convient le mieux est le régime des cholémiques c'est-à-dire une nourriture habituelle où les viandes, étant donnée l'apparence anémique du sujet, seront autorisées en quantité plus abondante.

On se souviendra que les eaux de Vichy sont absolument inutiles dans les ictères hémolytiques et que les sujets n'en retirent aucun avantage.

L'opothérapie, par substances fraîches qui est une alimentation médicamenteuse, a paru rendre des services dans les *ictères infectieux* (2 cuillerées à café de poudre hépatique par jour) ou piqûres quotidiennes avec les ampoules d'Extrait hépatique de Choay et dans l'*ictère grave*.

Même régime lacté et lacto-végétarien dans l'*ictère de la cirrhose hypertrophique biliaire*. Par ailleurs, songer à la syphilis et ne pas oublier, en cas de doute, le traitement spécifique. On se rappellera que l'intervention chirurgicale ne réussit guère que dans les ictères calculeux. On peut avoir la chance de trouver une pancréatite intestitielle où l'on craignait un cancer. Mais ces heureuses éventualités sont bien rares.

1º *Cirrhose avec ascite.* — Au point de vue pratique, nous distinguerons simplement les cirrhoses avec ou sans ascite. Sans ascite, régime lacto-végétarien. Avec ascite, régime lacté déchloruré, très réduit. En plus, repos absolu au lit. Un cirrhotique ascitique ne doit jamais boire plus de 1 litre 1/2 à 2 litres de lait. Une plus grande abondance détermine une diminution de la diurèse et une augmentation de l'épanchement.

Ce lait sera pris par verres de 150 grammes toutes les heures, mêlé d'une cuillerée à soupe par tasse d'eau de Vichy. Le chiffre de 2 litres de lait par jour est suffisant comme ration d'entretien. Elle sera poursuivie deux à trois mois de suite. Au bout de ce temps, en plus deux potages aux farines alimentaires et au bouillon de légumes. Mais dès le début, une dose de 500 grammes de lait mêlée avec autant d'eau sera toujours instituée, à titre de prélude, pendant cinq à huit jours.

L'opothérapie, aux doses de 2 cuillerées à café de poudre d'extrait hépatique ou de piqûres d'extrait hépatique, pourra être ordonnée concurremment.

Se méfier toujours de la tare syphilitique possible et ordonner le traitement en conséquence. De même ausculter le cœur avec soin pour ne point laisser passer inaperçue une cirrhose cardiaque, laquelle réclame naturellement la médication digitalique en sus du régime lacté. Songer également à la possibilité d'une cirrhose diabétique ou paludéenne, tous ces éléments d'origine causale étant susceptibles de fournir à côté du régime alimentaire les éléments d'une médication efficace.

2° *Cirrhose sans ascite.* — Le régime lacto-végétarien des cirrhoses sans ascite, — début de cirrhose alcoolique, cirrhoses hypertrophiques — peut être ordonné de la manière suivante.

Menu d'un cirrhotique sans ascite

Au premier déjeuner : Café au lait (300 grammes), 30 grammes de pain. Le chocolat convient moins (Noël FIESSINGER).

A midi : Un plat de pâtes, nouilles, macaronis, un plat de légumes verts (salade cuite, haricots verts, épinards). Un fruit (raisins, poire fondante ou pêche sucrée). Les autres fruits, plus indigestes, sont donnés cuits ; 50 grammes de pain, 2 verres d'eau (300 grammes).

A 4 heures : Thé au lait (150 grammes).

A 7 heures : Potage paigre aux pâtes ou aux légumes (150 grammes). Pommes de terre cuites à l'eau ou en purées. Gâteau de semoule. Un verre d'eau (150 grammes).

Inutile de dépasser la dose de 1 litre à 1.300 grammes de liquide. Avec un régime lacto-végétarien, ce liquide est suffisant pour parfaire aux besoins de l'excrétion azotée.

Les sujets ne se fatigueront pas, éviteront les traumatismes locaux, useront des laxatifs fréquents. L'arrêt des cirrhoses à leur premier degré d'évolution est une éventualité heureuse et maintes fois observée. La gravité du mal vient souvent du manque de fermeté et de suite dans l'observation du régime.

IV. La lithiase biliaire. — Il faut distinguer le régime des lithiasiques qui sont en crise, ont de la fièvre et ceux qui en sont exempts.

1º Pendant *la crise* elle-même, on laissera le malade en état de diète absolue. Le lendemain, suivant l'intensité de la crise, suivant qu'elle s'accompagne ou non de fièvre, le régime lacté par lait écrémé ou le bouillon de légumes seront prescrits ou le régime lacto-végétarien.

2º *Ceux qui ont de la fièvre* garderont le lit et se tiendront d'abord au bouillon de légumes, puis au régime lacté absolu : 1 litre 1/2 de lait écrémé par jour. Se méfier des petites élévations fébriles (37º8, 38 degrés) du soir. Quand elles se prolongent au delà de trois semaines, il est à craindre une suppuration de la vésicule. Il vaut mieux au bout de trois à quatre semaines, si toutes médications ont échoué, confier le malade au chirurgien. L'ablation de la vésicule biliaire ne guérit pas les coliques hépatiques, puisque les deux facteurs qui créent la lithiase sont toujours présents : le facteur mécanique, avec les possibilités d'une grossesse, les risques de sédentarité, de la constipation, et l'existence d'une ptose ; le facteur humoral, avec l'excès de cholestérine dans le sang. Seulement l'extirpation de la vésicule préserve de deux grands dangers : l'infection des grandes voies biliaires avec température rémittente de 40 à 41 degrés (fièvre bilioseptique de Chauffard) et la rupture dans le péritoine. Nombre de péritonites suraiguës, quand une appendicite n'est point en jeu, sont dues à la rupture d'une vésicule infectée et pleine de calculs. Ajoutons que l'ablation de la vésicule n'empêche pas toujours la production de calculs secondaires. Une dame de 73 ans, à qui M. le Pr Gosset avait enlevé la vésicule dut être réopérée quatre ans plus tard. Elle avait trois calculs du cholédoque et se remit complètement.

3° Ceux *qui n'ont pas de fièvre* se soumettent au régime des cholémiques en général. Il importe, en effet, d'éviter l'infection de la vésicule. Or, celle-ci s'observe plus aisément du fait des infections intestinales qui se produisent au cours du régime carné. Il faut donc supprimer la viande et n'autoriser que le régime lacto-végétarien.

De plus, pour éviter la stagnation de la bile dans la vésicule, il est bon de multiplier les repas, le nombre de ceux-ci ayant pour effet de favoriser la contraction de la vésicule qui expulse son contenu à la suite de chaque absorption alimentaire. Comme en outre il importe de combattre la concentration de la bile, ou ordonnera des boissons abondantes en dehors des repas.

En sorte qu'un menu de lithiasique pourra être ordonné ainsi qu'il suit :

Menu d'un lithiasique biliaire

Petit déjeuner et *4 heures* : une tasse de lait écrémé (350 grammes).

A 10 heures du matin : un verre d'eau de Vittel (Source salée).

A midi : viandes grillées, rôties, dégraissées (bœuf, veau, mouton volaille) sans jus ni sauces Poissons cuits au court-bouillon, maigre de jambon, légumes verts (salades cuites, haricots verts épinards). Peu de beurre dans la cuisine. Gâteau de semoule.

Fruits. Vin non acide mêlé de 3/4 d'eau, deux verres (300 grammes) Une demi-heure après le repas : infusion de camomille (350 gr.).[1]

A 7 heures : Potage au bouillon de légumes. Pâtes ou pommes de terre. Fruits. Deux verres d'eau (300 grammes).

Au coucher : une infusion de camomille ou une tasse de tisane de feuilles de Boldo (25 °/°° qui est un cholagogue (150 grammes). Exclure les œufs, les fritures, les graisses, les liqueurs, les viandes faisandées, les fromages forts, les graisses, les liqueurs, les vins. Manger lentement, bien mastiquer.

Les cures à *Vichy* sont particulièrement indiquées ; à partir de 55 ans, toutefois l'action de Vichy perd bien de son efficacité. Chez les adultes affaiblis, *Vittel* est préférable, voire *Plombières*.

En temps ordinaire, l'hydrothérapie sous forme de douches fraîches ou froides (25° à 12°) à jet brisé, — huit à quinze secondes de durée — est un excellent moyen, en tonifiant le système nerveux, de favoriser la circulation de la bile et d'empêcher les retours de l'infection vésiculaire.

VI

LES ROUGES ET LES BRONZÉS

Les rouges, c'est-à-dire les pléthoriques et les congestifs. Les bronzés, c'est-à-dire certains diabétiques ou encore les sujets atteints d'une maladie d'Addison.

I. PLÉTHORIQUES ET CONGESTIFS. — La phlétore a disparu de la nosologie médicale ; les anciens lui accordaient une importance disproportionnée... En fait, sous le nom de pléthore, prennent place des entités morbides disparates : les obèses, les arthritiques à gros foie, certains hypertendus, les cyanosés par hyperglobulie. Ce sont en général des sujets à cou court, aux pommettes congestionnées. Le foie est gros. Les urines renferment du pigment brun, rouge un excès d'urates, des traces d'albumine.

L'étude du sang avait jadis donné lieu à de nombreuses controverses. Andral et Gavarret (1840) trouvaient une augmentation dans la proportion des globules, la formation d'un caillot large, volumineux, retenant beaucoup de sérum. Quant à la quantité même du sang, les mêmes auteurs, tout en ne niant pas son augmentation, estimaient qu'elle ne pouvait être établie sur des preuves décisives.

En rayant la pléthore du cadre nosologique, les modernes se sont contentés de porter leurs investigations sur les différents types morbides dont était composée cette entité doctrinale. On se rappelle que, pour M. Martinet ce terme nosologique devait être réhabilité. Il montre chez de pareils sujets la viscosité élevée du sang et a compté une augmentation dans le nombre des globules rouges. La polyglobulie, selon lui, est évidente (8 millions de globules). De même que les anciens distinguaient ,parmi les pléthoriques sanguins, ceux dont la constitution était lymphatique et nerveuse, M. Martinet décrit les pléthoriques avec hypoglobulie et hydrémie. Nous ne nous occuperons ici que des pléthoriques sanguins.

Les conseils de diététique ordonnés de tout temps à de pareils sujets demeurent encore aujourd'hui d'utilisation journalière. « Il faut, disaient les auteurs du « Compendium » en 1845, conseiller une nourriture composée en grande partie d'aliments végétaux et restreindre la quantité des aliments, proscrire les viandes noires et les boissons vineuses et alcooliques pour les remplacer par des boissons fermentées, amères, acidulées, ou purement aqueuses. »

La quantité de boissons, sauf chez les pléthoriques diabétiques où le chiffre sera commandé par les doses de glycose, demeurera fixée dans les limites de 1 litre 1/2 à 2 litres par jour. Les pléthoriques goutteux prendront par exemple un verre de cidre de 150 grammes aux repas et environ 1 litre 1/4 d'eau pure entre les repas. Nous n'affirmerons pas, comme le pensait Martinet, que la viscosité plus épaisse de leur sang réclame plus de liquides. Mais nous savons que cette quantité assez abondante de boissons leur est salutaire, de même que des quantités plus faibles (1.200 à 1.500 grammes) sont utiles dans les néphrites interstitielles, sans que nous soyons autorisés à dire que cette quantité modérée de liquide est commandée par la viscosité du sang qui,chez ces sujets, serait plus basse. Ces recherches sur la viscosités sont ingénieuses, mais la technique qui les inspirait n'est pas à l'abri de toutes critiques ; on lui accorde aujourd'hui beaucoup moins d'importance. Tenons-nous-en donc aux constatations cliniques ; elles se contentent d'enregistrer les résultats.

Les pléthoriques ne s'accompagnant d'aucune manifestation pathologique se soumettront à la même diététique de boissons.

La cuisine devra être simple : la suppression absolue des viandes risque d'entraîner un affaiblissement rapide. On les autorisera au repas de midi, bien cuites, dégraissées, grillées ou rôties, aux doses de 100 grammes à 150 grammes (veau, bœuf, mouton, porc, volaille, poisson). Seront interdits : gibier, viandes marinées, charcuterie, poissons gras (anguilles, harong, saumon, maquereau), poissons salés, fumés, sauces, crustacés, champignons, truffes, confiseries, glaces. Les œufs seront permis, mais pas cuits trop durs. L'appétit étant grand en effet, et les viandes étant réduites, les sujets ont tendance à se rattraper sur les autres aliments, qu'ils consomment en excès. Il importe de les administrer sous la forme la plus digestive, de manière à ne pas fatiguer l'estomac. C'est ainsi, parmi les légumes verts, que les choux ne seront tolérés que s'ils ne déterminent pas de pesanteur : en tout état de cause, les pommes de terre, les haricots verts, les épinards, les salades qui en feront la base de l'alimentation végétale. On sait que l'abus du riz peut conduire à la production de la gravelle urique et des calculs ; les amylacés, tels que le pain, seront tolérés dans la mesure où ils ne produisent pas d'hyperacidité gastrique.

Les fruits sont excellents : pommes, oranges, raisins, fraises. Un jour ou deux par semaine de cure exclusive de raisins ou de pommes, comme nous l'avons indiqué auparavant, dissipera les signes congestifs. On y aura recours chez les malades dont l'hypertension artérielle élevée laisse redouter l'imminence d'une rupture vasculaire. Les émissions sanguines répétées (150 grammes tous les mois), la marche modérée, les massages agiront dans le même sens.

En sorte que le menu du pléthorique sans complications pourra être formulé de la manière suivante :

Menu d'un pléthorique sans complications :

Au lever, à 4 heures et au coucher : environ 250 grammes à 500 grammes chaque fois d'eau chaude aiguisée d'eau de citron.

Au premier déjeuner, vingt minutes après. Tapioca au lait ou café au lait, 40 grammes de pain grillé.

A midi : Un grand verre de cidre ou de vin mêlé d'eau ; 100 à 150 grammes de volaille rôtie (poulet, faisan, dindon, rosbif, gigot dégraissé), poisson maigre (merlan, sole, carrelet, turbot, aiglefin), deux légumes : navets, haricots verts, céleri, épinards, salades cuites pommes de terre. Très peu de fromage. Un fruit. Environ 50 à 80 grammes de pain.

A 7 heures : Potage maigre aux légumes. Un plat de légumes. Un ou deux œufs. Salade (avec très peu d'huile). Fruits ; 50 grammes de pain. Un verre de cidre. En cas d'appétit vigoureux, deux plats de légumes le soir.

Cuisine au beurre, non épicée et non chargée de sel.

Les congestifs sont souvent des pléthoriques ; dans d'autres cas, il s'agit simplement de nerveux, de dyspeptiques. Que de femmes maigres à réactions vasomotrices tumultueuses, qui n'ont jamais pris un doigt de vin, se plaignent d'avoir le nez rouge après le repas ! Traitons leur estomac, supprimons de l'alimentation les plats excitants, réduisons les viandes, défendons le vin, le thé, le café, et veillons à la régularité des gardes-robes. Les congestions nasales prendront fin.

II. LES BRONZÉS. — Deux grandes classes de malades se divisent les rangs des bronzés : 1º les cirrhoses hypertrophiques pigmentaires du diabète bronzé ; 2º les maladies d'Addison.

1º *Cirrhose hypertrophique pigmentaire du diabète bronzé.* — Trois sortes de symptômes caractérisent cette maladie, heureusement rare : 1º *Signes de diabète* (glycosurie, polyurie, polyphagie, polydipsie, impuissance) ; 2º *Signes de cirrhose* (ascite, développement des veines sous-cutanées, troubles digestifs, augmentation de volume du foie) ; 3º *Coloration bronzée de la peau* (visage, organes génitaux, plis de flexion des membres). Les taches pigmentaires sont rares sur les muqueuses.

Il s'agit d'une affection qui n'atteint guère les gens bien portants. Elle s'en prend aux cachectiques, aux tuberculeux, aux alcooliques, aux paludéens, aux cancéreux. Une altération des globules de sang est à l'origine et la transformation de l'hémoglobine en pigment ferrique serait la cause des altérations du foie et du pancréas où ce pigment s'accumulerait et produirait ainsi, par irritation de présence, la lésion hépatique et la glycosurie.

Le régime alimentaire est désarmé contre semblable affection. Les sujets seront traités, comme les cirrhotiques, par le séjour au lit et régime lacté (2 litres par jour). On pourra tenter les traitements opothérapiques, mais ceux-ci ne réussissent guère que chez les addisoniens.

2º *Maladie d'Addison.* — Cette maladie a des formes bénignes et des formes graves. Les ouvrages classiques s'occupent surtout des secondes qui correspondent à des lésions sérieuses des capsules surrénales (tuberculose, syphilis, cancer, suppurations, surrénalités scléreuses). Le tableau symptomatique avec l'asthénie, les douleurs, les troubles gastro-intestinaux, la coloration bronzée de la peau et des muqueuses, peut être modifiée dans le sens d'une atténuation et surtout dans le mode d'évolution du mal. Au lieu de se terminer par la mort, la maladie peut guérir.

Certains épuisés à la teinte bronzée des téguments, digérant mal, souffrant de douleurs dans les reins, brisés au niveau des jointures, se remettent fort bien avec le traitement qui, dans l'espèce, consiste dans l'emploi des capsules surrénales. (Extrait sec, 20 centigrammes, 2 à 3 fois par jour, ou piqûre quotidienne avec des ampoules d'extrait surrénal.) Une telle amélioration, qui peut demeurer définitive, s'accorde mal avec l'idée d'une lésion grave. Sans doute peut-il ne s'agir que d'un simple trouble fonctionnel. Les épuisés ne s'améliorant pas avec les médications courantes doivent éveiller dans l'esprit du médecin l'idée d'un addisionisme fruste. La médication surrénale pourra toujours être employée et le repos au lit conseillé quelque temps.

Chez tous les malades bénins et graves, le régime alimentaire est commandé par l'état des voies digestives. Ces sujets sont des anorexiques, des dyspeptiques, des diarrhéiques. La prédominance de tel ou tel symptôme orientera la direction de la diététique. L'emploi du kéfir n° 2 (en cas de diarrhée, n° 3) par verres à bordeaux, toutes les heures, est souvent bien toléré. Sous l'effet du repos au lit et de la médication surrénale une certaine amélioration se produisant permettra le retour progressif d'une alimentation lacto-végétarienne avec farineux, pâtes, gâteaux de semoule ou de riz, fruits cuits. Des viandes tendres et légères, poisson maigre cuit au court bouillon, du blanc de poulet, du maigre de jambon seront ordonnés par la suite. Se méfier des boissons alcooliques dont les malades allant mieux ont tout de suite tendance à abuser.

A la fin du repas, un verre à bordeaux de vieux bourgogne sera toutefois toléré en maintes circonstances.

Des rechutes suivent fréquemment une course trop longue aussi bien que le moindre écart de régime. Au médecin de montrer le danger des fatigues et d'une alimentation qui encombre les voies digestives.

VII

CEUX QUI ONT SOIF

Ceux qui ont soif appartiennent à un double monde : celui des dipsomanes ou des ivrognes et celui des malades. Dipsomanes et ivrognes ont une sympathie irrésistible qui les arrête devant la porte du moindre mastroquet. Le temps de vider un bock ou une chopine et ils passent dans le cabaret voisin.

Les malades tout d'abord se divisent en deux grandes classes : ceux qui ont de la fièvre et les diabétiques. Prenons la température et analysons l'urine. La chaleur est normale et la glycose fait défaut. Il y a donc autre chose. En général un état dyspeptique sera découvert ; d'autres fois, une infection urinaire, une néphrite interstitielle, ou bien il s'agira simplement d'un obèse. Plus rarement le médecin se trouvera en présence d'une polyurie essentielle d'origine nerveuse, que celle-ci s'accompagne d'une forte déperdition azotée (diabète azoturique) ou bien que cette azoturie fasse défaut (diabète insipide).

Ces différents états morbides réclament des diététiques diverses. On a beau avoir soif : il est des circonstances où l'on peut contenter son instinct et d'autres au contraire où il convient de le réprimer. En règle générale, les fiévreux et les diabétiques doivent boire beaucoup, et les dyspeptiques, les obèses et les albuminuriques fort peu. Cette division entre sujets qui ont le droit de vider les bouteilles — bouteilles d'eau cela s'entend — et ceux qui mesurent les quantités, nous servira de ligne directrice.

I. CEUX QUI DOIVENT BOIRE BEAUCOUP. — Ce sont les fiévreux et les diabétiques. Dans les maladies fébriles, la quantité de liquide est commandée par le degré thermique comme chez les diabétiques elle est subordonnée à la quantité de sucre.

1º *Les fiévreux.* — Il est difficile d'opposer aux degrés d'élévation thermique, un chiffre de boissons strictement équivalent. La précision fait quelque peu défaut. La pratique fournit des vues empiriques susceptibles naturellement de variations individuelles. Si le chiffre de 1 litre 1/2 de boisson peut être admis à l'état normal, c'est-à-dire avec une température variant de 36º5 à 37º5 on peut compter 1 litre 3/4 à 38 degrés : 2 litres de 38º5 à 39 degrés ; 2 litres 1/2 de 39 degrés à 39º5 ; 3 litres 1/2 au-dessus de ces chiffres. Les boissons seront aqueuses ; légèrement acidulées de jus de citron, chargées de 3 à 4 fois dans le jour de faibles quantités d'alcool dans les affections adynamiques.

Au bout de un à deux jours de fièvre, une certaine quantité de boisson aqueuse pourra être remplacée par des doses équivalentes de lait mêlé de 1/4 à 1/3 d'une eau alcaline (Vals, Pougues, Vichy). Un bouillon léger et dégraissé sera permis une à deux fois dans le jour. Dans toutes les maladies fébriles, il vaut mieux ne pas donner du lait, et du bouillon le premier jour. Si faible soit-elle, tolérée dès le début, elle semble avoir pour effet de réduire l'énergie des réactions défensives et prolonger le mouvement fébrile. Cette règle de diététique, formulée vers le IIe siècle par l'école méthodiste, demeure toujours vraie et les modernes ont eu tort de la laisser tomber dans l'oubli.

En règle générale, dans les maladies fébriles longues, la diététique de la fièvre typhoïde peut servir de type : à savoir 3/4 de litres de lait, un 1/2 litre de bouillon dégraissé : de 1 litre 1/2 à 2 litres d'eau. Trop de lait ne vaut rien dans la fièvre typhoïde, les accidents abdominaux feraient suite à l'abus. Les perforations intestinales s'observent surtout chez les sujets qui consomment des quantités surabondantes de lait. D'autre part, de grandes quantités de bouillon peuvent irriter le rein déjà touché du fait de l'élimination des poissons bacillaires. Beaucoup de praticiens ne soignent du reste plus la fièvre typhoïde qu'avec de l'eau légèrement sucrée, le lait et les bouillons de viande étant exclus.

L'adjonction d'aliments solides aux boissons est une méthode déplorable. Elle ne fait pas forcément mourir un typhique ou un scarlatineux, c'est le mieux qu'on puisse dire.

La diète liquide, en effet, augmente la résistance de l'organisme vis-à-vis de l'infection. La chose a été démontrée expérimentalement (J. Teissier et Guinard), et depuis longtemps la clinique s'était énoncée dans le même sens.

On sait qu'il convient de se montrer très prudent dans les reprises alimentaires. Quand la température est tombée à 37°, premier potage, huit jours après le potage, côtelette. Telle est la règle dans la *fièvre typhoïde*. Dans les autres maladies fébriles, les potages sont permis aussitôt que la température n'atteint pas 38° ; en cas d'albuminurie abondante, le régime hydrolacté sera au contraire maintenu quelques jours en plus.

Certaines maladies très longues, telles que la *tuberculose*, en dépit des mouvements fébriles, autorisent l'adjonction au régime d'aliments solides. Un tuberculeux, bien que présentant 38° à 38°5 de température, pourra consommer des potages maigres, des farineux, des pâtes, des fruits cuits. La viande mal tolérée risque d'augmenter le degré thermique. Les boissons consisteront surtout en lait et en tisanes tièdes. Le repos au lit sera naturellement et strictement observé.

2° *Les diabétiques.* — LE DIABÈTE SUCRÉ. — Le diabète sucré, le plus fréquent des diabètes, nécessite une diététique triple suivant que les sujets sont gras ou maigres, ou ont des excès d'acidose dans les urines. Les uns et les autres doivent boire à leur soif. C'est là une règle commune à tous. L'eau ordinaire, les infusions de houblon, de camomille, d'orange amère, le thé léger, toutes ces boissons non sucrées peuvent être prises pendant ou en dehors des repas. Un à trois verres d'eau de *Vals, Pougues, Vichy*, pourront être ordonnés dix à quinze jours par mois. A la plupart des malades, on peut autoriser une certaine quantité de vin : 25 à 30 centilitres au repas de midi et du soir (vins sec de Bordeaux, de Bourgogne, du Rhin, etc.), de manière à ne pas dépasser une bouteille de vin par jour. Les vins sucrés d'Italie, d'Espagne, de Champagne, le cidre, la bière sont nuisibles et interdits.

Le vin peut-être remplacé par un ou deux petits verres d'eau-de-vie non sucrée (marc, cognac, kirsch).

Ces traits de diététique commune nous permettent maintenant de mieux appuyer sur les différences.

1. *Les gras.* — Il y a le régime de ceux qui s'impatientent de leur sucre et ceux qu'il laisse indifférents. Les premiers, ceux qui prétendent en être débarrassés rapidement, se mettront à la diète hydrique, dont Guelpa avec raison a vanté les avantages. Trois à quatre jours de diète hydrique à raison de 3 à 4 litres d'eau d'Evian en moyenne par jour, suffisent pour faire tomber le sucre de 500 à 80 grammes par litre, à 15 ou 20 grammes environ et maintes fois au-dessous. La disparition du sucre au bout de trois jours de régime hydrique est fréquente. L'adjonction d'un purgatif est inutile. Le malade pendant ce temps ne se fatiguera pas et regardera la chambre pour éviter le danger de l'acidose toujours à redouter.

On peut en place du régime hydrique ordonner la cure de légumes verts, rien que des légumes verts à la volonté du malade. C'est moins actif que le régime hydrique, mais plus aisément accepté.

On connait, quant au reste, les grandes lignes du régime habituel, celui qu'acceptent la majorité des malades. Les *viandes de boucherie* (veau, œuf), les viandes grasses (mouton, porc), les poissons à chair grasse, sont préférées. On proscrit le foie, à cause de sa teneur en glycogène. Le *foie gras* riche en graisse est permis.

La *charcuterie*, celle qui est exempte de pain, peut être servie. Excellents aussi les œufs, les fromages, riches en graisse et en albumine, le lait caillé, le fromage blanc.

Le *lait* peut réussir comme la cure hydrique ou la cure de légumes aux diabétiques gros mangeurs. Le régime lacté exclusif (à raison de 2 litres 1/2 à 3 litres par jour), a plus d'une fois guéri de gros diabétiques. Ajouté à d'autres aliments, il produit des résultats moins bons et augmente fréquemment la quantité de sucre.

Le lait semble en effet agir surtout comme modérateur de l'activité de la cellule hépatique. Celle-ci fabrique trop de sucre. Le lait arrête les roues de l'usine. Mises en branle par rapport d'autres aliments, les roues continuent à tourner, et le lait surajouté n'a d'autre effet, par la lactose qu'il contient, que de précipiter le mouvement.

La *crème fraîche* est utile. Les sauces des diabétiques sont préparées avec de la crème fraîche et des œufs. Le beurre entre abondamment dans tous les menus.

Les *légumes* verts seront servis à chaque repas (épinards, chicorée, oseille, cardons, choux, choux-fleurs, endives, asperges, céleri, salades). Les légumes riches en féculents seront proscrits — de même les carottes, les navets, les châtaignes. Les *pommes de terre* sont permises aux doses de 150 à 300 grammes par jour (Albert Robin). Le *riz* est utile dans le diabète associé à des lésions rénales (Stern) et combat l'acidose aux doses de 100 grammes par jour.

Dangereuses les *céréales* (farines, pâtes). Le pain sera toléré à très faible dose (25 grammes par jour) (Albert Robin), ou remplacé par la pomme de terre ou encore par le pain d'aleurone de Heudebert. La farine d'aleurone ne renferme en effet que 5 % d'amidon. Les pains d'amandes, agréables au goût, sont mal supportés. Le pain de gluten est désagréable au goût, renferme de 20 à 40 % d'hydrocarbones. Le pain peut être remplacé par des feuilles de laitue que le malade tiendra à la main. Ce dernier moyen, aisément accepté, produit d'excellents résultats.

Le *sucre* est interdit ; on peut le remplacer par la saccharine, deux comprimés (pas plus de 10 centigrammes par jour), car le produit est toxique à haute dose et irritant pour l'estomac.

Interdits de même les *entremets* et *plats sucrés*. Les *fruits* riches en sucre, comme le raisin, ne conviennent pas. Toutefois, à la dose de 50 à 100 grammes, peuvent être consommés : noisettes, noix, amandes vertes, framboises, myrtilles, melons, groseilles à maquereaux.

Les compotes sont fabriquées avec des fruits qui ont passé par plusieurs eaux de cuisson. Ils contiennent peu de sucre, mais la fadeur de leur goût les rend peu appétissantes.

Quant à la quantité directe de chaque aliment permise, elle est difficile à spécifier. Si la privation des hydrates de carbone fait perdre l'appétit, on réduira la viande, on augmentera le chiffre des pommes de terre. En général, le chiffre de 200 à 300 grammes de viande (1 gr. 5 de viande par kilogramme de poids, au lieu de 1 gramme chiffre normal. Von Noorden), 200 à 300 grammes de légumes verts, 150 à 250 grammes de pommes de terre, 2 à 4 œufs, de 50 à 100 grammes de fromage, de 50 à 100 grammes de beurre, constituent une ration moyenne d'entretien.

En sorte qu'un menu peut être ordonné ainsi qu'il suit :

Menu d'un diabétique

Petit déjeuner du matin : Infusion de café noir sans sucre. Crème : 2 cuillerées à soupe. Une biscotte d'aleurone.

A midi : Hors-d'œuvre (sardines, thon, harengs), 20 grammes ; 150 grammes de viandes grillées ou rôties ; poisson frais ou fumé : 15 grammes de beurre.

Légumes verts sautés avec 15 grammes de beurre (150 grammes) ou salades, ou radis et raves (20 grammes de beurre) ; 100 grammes de pommes de terre. Fromage (gruyère, brie, port-salut, pont-l'évêque, 25 grammes, ou fromage blanc, quelques cuillerées) ; 25 grammes de pain ou 2 biscottes d'aleurone ou feuilles de laitue, 30 centilitres de vin. Eau à discrétion. Une tasse de café noir sans sucre.

A dîner : Potage au bouillon (si le sujet n'a pas de néphrite surajoutée) ; 100 à 150 grammes de viande, 100 grammes de pommes de terre et de salade verte. Une à deux biscottes d'aleurone ou des feuilles de laitue. Fromage et boisson comme à midi. Remplacer le café noir par une tasse de tisane de camomille sans sucre.

Les cures de Vichy et de Brides sont particulièrement indiquées dans ces formes.

2. *Les maigres*, c'est-à-dire les diabètes avec dénutrition, réclament une augmentation dans la proportion des graisses. Les albuminoïdes en trop grande quantité risquent de produire des composés acétoniques. Un chiffre de 300 à 400 grammes sera le maximum. Les doses de beurre seront augmentées d'un tiers sur le régime précédent. Soit 80 à 120 grammes par jour. Aux estomacs robustes, on prescrira l'huile d'olives : 2 cuillerées à soupe avant le repas de midi et du soir.

On peut autoriser l'émulsion suivante :

Huile d'olives .... 100 grammes
Jaunes d'œufs .... n° 2
Eau de laurier-cerise .... 10 grammes
Eau.. 90   —
A prendre en un ou deux jours avant le repas du matin (M. Labbé).

En général, ces mélanges huileux sont mal tolérés, les diabétiques graves ont souvent l'estomac délicat, et le beurre leur convient mieux.

Les légumes verts seront donnés en abondance. Le vin et l'alcool à petites doses sont utiles.

Les cures de VICHY sont dangereuses. Aux diabétiques affaiblis, ROYAT, LA BOURBOULE, conviendront davantage. Toutefois, si la faiblesse est grande, mieux vaut toujours demeurer chez soi.

Les urines seront examinées tous les mois, non pas seulement au point de vue du sucre, mais aussi de l'acidose. Mais le dosage du sucre urinaire ne suffit pas, il faut le dosage du sucre sanguin. Certains sujets ont peu de sucre dans l'urine et de grandes quantités dans le sang. D'ordinaire la glycémie normale varie entre 0 gr. 80 et 1 gr. 20. Au-dessus de 2 grammes, si le sujet maigrit, mieux vaut commencer un traitement à l'insuline ; une injection matin et soir de quinze unités cliniques ou cinq unités physiologiques dix jours de suite. Si au bout de cinq jours, la glycémie n'a point baissé, une troisième piqûre au milieu du jour. Après chaque piqûre, pour éviter les accidents d'hypo-glycémie, une cuillerée à soupe de jus de fruits dans un verre d'eau. La piqûre sera faite avant les repas. Suspendre dix à quinze jours et recommencer si la teneur de la glycémie reste aussi haute. En cas d'accidents précomateux ou comateux les quantités d'insuline sont fortement augmentées (10 à 20 unités physiologiques toutes les trois heures et sérum glycosé par voie endo-veineuse ou goutte à goutte rectal). Si l'acidose augmente, nous entrons, de ce fait, dans une catégorie différente de malades. Ce sont :

3. *Ceux qui ont des excès d'acétone dans l'urine.* — Une triple médication réussit dans l'espèce : le repos, le régime lacté, et l'insuline qui sera administrée comme précédemment, des dosages du glycose sanguin étant à l'origine nécessaires tous les huit jours. Le

sujet gardera la chambre, voire le lit et boira 3 litres de lait par jour sans autre aliment.

A côté du lait : 1 à 2 litres d'eau de citron ou plutôt, comme étant mieux toléré que le citron, le *bicarbonate de soude*, à la dose de 5 à 10 grammes par jour.

C'est à de pareils sujets que Von Noorden recommande la *cure de farine d'avoine*. Soit 4 à 5 bouillies avec 40 grammes de farine d'avoine, 20 grammes de beurre pour chaque et un ou deux œufs dans le jour. Une bouillie toutes les deux heures. Le régime est indigeste et ses résultats incertains (M. Labbé). Mieux vaut la cure lactée ou encore la cure de riz creommandée par Stern (100 grammes par jour) sans autre aliment.

4. *Les polyuries essentielles.* — Celles-ci comprennent le *diabète azoturique* et le *diabète insipide*. Tous deux rentrent dans la catégorie des affections nerveuses. Vérifier dans l'étiologie l'existence de la syphilis pour, en cas d'affirmative, instituer le traitement mercuriel.

Ces sujets supportent fort bien les alimentations azotée et grasse. Ils suivront le régime des diabètes sucrés. Les sucres et les farineux seront tolérés en petite quantité. Ces aliments ne risquent pas d'augmenter le sucre qui n'existe pas, mais ils peuvent produire une soif plus vive. C'est la raison qui explique la nécessité de la modération dans leur usage. Quant aux boissons, les sujets boiront à leur soif, celle-ci étant calmée par les préparations de valériane, les bromures, l'antipyrine qui diminuent la polyurie. En cas d'affaiblissement, les arsenicaux trouveront leur emploi.

Le diagnostic de polyurie essentielle ne doit pas être porté à la légère. Il faut toujours penser à la possibilité de la confusion avec un rénal et un urinaire. Tous deux boivent beaucoup, urinent en abondance et souvent. Des prostatiques urinant par regorgement ont été pris pour des polyuriques nerveux. Au médecin de songer à la cause d'erreur. Cette question des rénaux et des urinaires nous conduit aux malades qui doivent peu boire, bien que se plaignent d'une soif souvent vive.

II. Ceux qui doivent boire peu. — Nous venons de parler des *urinaires*. Il est, en effet, certaines infections urinaires sans fièvre qui risquent d'égarer le praticien. La langue est sèche, il existe des troubles digestifs, la soif est intense. Un vieillard qui présente des accidents de cet ordre doit toujours être examiné au point de vue urinaire. Le traitement est d'ordinaire chirurgical (sonde à demeure, prostatectomie), mais le malade boira peu ; 1 litre à 1.500 grammes au maximum par jour. En pareil cas, il importe de ne pas aggraver l'infection ; or, les boissons abondantes, en favorisant la distension vésicale et rénale, provoquent ce résultat.

Pour d'autres raisons, cette nécessité des boissons peu abondantes est imposée aux *albuminuriques*. Il s'agit souvent de sujets atteints de néphrite interstitielle et souffrant ou non de troubles dyspeptiques concomitants. Ils se plaignent de la soif. En effet, ces sujets peuvent être de gros mangeurs pléthoriques et goutteux. Ils ont beaucoup bu parce que la viscosité de leur sang était surélevée (Martinet) ; il s'agissait pour eux de « maintenir la viscosité à un taux compatible avec les échanges cellulaires et l'élimination urinaire ». Plus tard, la viscosité diminue avec l'apparition de l'affection rénale. La soif persiste parce que les sujets ont pris l'habitude de boire et se disent ausi que l'abondance de liquide est nécessaire au bon fonctionnement de l'élimination rénale. Nous ne savons si cette interprétation de Martinet ne complique pas parfois la solution du problème. Nombre de ces malades sont des dyspeptiques et boivent beaucoup parce que leur estomac est fatigué. Autant pour leur estomac que pour leur rein, il leur faut peu boire. Trop de liquide distend l'estomac et irrite l'organe filtrant qu'est le rein. La quantité de 1 litre à 1 litre 1/2 par jour ne doit pas être dépassée.

Les *troubles dyspeptiques* qui provoquent la soif sont ceux qui sont symptomatiques de rétentions infectieuses ou toxiques, comme celle dont nous venons de parler. Plus fréquemment, ils font suite à de écarts de régime. « Sapristi ! que j'ai soif » gémissent les ivrognes de Labiche, dans *L'affaire de la rue de Lourcine*. Et ils se précipitent vers la carafe d'eau. Les dyspeptiques chroniques se plaignent moins de soif ; mais toute digestion pénible s'accompagne fréquemment de ce symptôme. C'est même à lui que nombre de sujets s'aperçoivent que leur estomac se détraque, Peu boire aux repas (pas plus d'un verre d'eau), une infusion chaude après ; telle est la règle diététique à suivre. Une moyenne de 1 litre de liquide par jour est suffisante. Augmenter les quantités serait exagérer la distension de l'estomac déjà relâché.

Les *obèses* ont en général une soif vive. Effet de leur viscosité sanguine exagérée ? Nous ne saurions affirmer. Ces malades possèdent dans les tissus une certaine quantité d'eau ; aussitôt que celle-ci s'abaisse, ils ont tendance à la remplacer par l'apport de boissons abondantes.

En fait, si le régime sec peut avoir ses dangers (albuminurie, céphalée, lithiase rénale, goutte), le régime de réduction de boissons est la meilleure manière de faire maigrir l'obèse. 1.200 à 1.500 grammes de liquide par jour, pas davantage. En buvant moins, le malade mangera moins et ce sera autant de gagné. Il fera bien de prendre ses boissons à jeun et en dehors des repas(à jeun, 10 heures et 4 heures, par exemple), chaque fois 300 grammes d'eau chaude ou de thé léger et chaud, sans sucre. Il semble que cette méthode favorise l'élimination rénale, diminue la faim et calme la soif. Le régime alimentaire des obèses leur est toutefois de pratique si pénible, avec la suppression des hydro-carbones et des sucres et des graisses, que, s'ils protestent, on peut leur permettre, sans inconvénient, une certaine quantité de liquide aux repas (250 grammes environ). Inutile d'ajouter que la quantité de sel devra être réduite de l'alimentation (pas plus de 5 à 6 grammes par jour), ce dernier augmentant la soif et ayant l'inconvénient de s'accumuler dans les tissus de l'obèse qui exercent sur lui une véritable attraction.

VIII

LES CONSTIPÉS

Sans doute, l'habitude d'aller à la selle régulièrement chaque matin est d'une hygiéne bien entendue. En vue du résultat, on peut encore recourir à la gymnastique abdomino-rectale : plusieurs séries (4 à 5) de mouvements d'inspiration profonde, exclusivement diaphragmatique, chaque mouvement produisant un soulèvement étendu de la paroi abdominale. Cette gymnastique respiratoire, sorte de danse rythmée du ventre, sera coupée de légers massages pratiqués sur le trajet du gros intestin ; on déjeune ensuite et c'est après le déjeuner que le malade se présentera à la garde-robe.

Pendant l'acte lui-même, les divergences s'accusent. Ainsi Birch est d'avis qu'il est utile de lire un journal. Illoway condamne énergiquement cette habitude. Hertz les met d'accord : « A mon avis, déclare-t-il, le fait de lire peut être nuisible à un certain moment, utile à un autre. » En général, il faut un effort de volonté pour déclancher le réflexe, et le sujet a besoin de son attention. Cependant, lorsque le réflexe commence à fonctionner, il se poursuit et s'achève mieux si la la volonté n'intervient pas pour le hâter ; à ce moment, le fait de lire n'a aucun effet nuisible et peut même avoir une action favorable, favorable en ce sens que l'acte comme les autres actes organiques s'accomplit d'autant mieux que l'attention est moins fixée sur lui.

La hauteur du siège a son importance ; il le faur bas : 25 centimètres au plus, afin que les cuisses puissent exercer leur pression sur la paroi abdominale. Un marchepied sera disposé devant les sièges trop élevés, de manière à réduire l'élévation de ceux-ci à la hauteur voulue. L'intéressé pourra transporter son marchepied avec lui, c'est un peu plus encombrant que le journal. Il est vrai qu'à un sanatorium suisse, le journal est remplacé par un Marc-Aurèle. Méditer sur deux ou trois sentences, pendant l'acte, telle est l'ordonnance. Le remède serait souverain au bout de quelques jours de ce régime. Un malade désolé m'écrivait, il y a quelques années, et me demandait en grâce une recette de pilules. Et tout de suite l'aloès, quant au résultat, enfonça l'empereur romain.

Pour certains sujets, la garde-robe le soir est préférable. Les hémorhoïdaires, par exemple, ont tout intérêt à cette heure différente. Les hémorrhoïdes se congestionnent en effet après la défécation ; il est utile après les avoir remises en place, de garder le repos au lit. Nous ne croyons pas cette dernière règle formulée par Hertz, bien pratique. C'est attacher une grosse importance à des saillies hémorrhoïdaires qui le plus souvent demeurent aisément réduites et ne gênent nullement. Toutefois, chez de pareils sujets, la moindre constipation devant être évitée à tout prix, une garde-robe spontanée le matin et le soir à la suite d'un lavement chaud, ne pourra qu'exercer une influence favorable. Ajoutons que les lavements de bile valent encore mieux : 4 grammes à 5 grammes d'extrait sec pour 1/4 de litre d'eau tiède pour un lavement ; au bout de cinq à dix minutes, l'effet évacuateur se produit ,sans coliques ni douleurs (Bensaude et Vicente).

Un des axiomes favoris des auteurs modernes est d'obtenir une régularisation des fonctions sans le secours de pilules et de lavements. En réalité, ces derniers ne seraient pas nécessaires. On se contentera de persuader au malade que sa constipation provient d'habitudes défectueuses, qu'il est aisé de s'en corriger, et qu'il suffit d'un changement de régime. Sans doute, chez quelques-unes ; auprès d'autres, il en sera tout autrement. Et puis, quel est l'inconvénient d'un léger laxatif végétal quotidien ? Regardons en arrière de nous : toutes nos grand'mères avaient cette habitude. Elles vivaient jusqu'à quatre-vingts ans et quatre-vingt-dix ans et avaient parfois commencé à prendre des pilules à dix-huit et vingt ans.

Le vieux Dr Burgraeve, qui, lui, prenait du sel de Sedlitz, a duré jusqu'à quatre-vingt-dix-huit ans. Un laxatif quotidien, en empêchant la stagnation des matières, n'a-t-il du reste pas d'autres avantages ? Pouvons-nous assurer qu'il n'agit pas, par exemple, en s'opposant à la fixation des greffes cancéreuses ?

Si maintenant, les laxatifs non irritants comme les huiles de para-fine, les graines de lin, de psyllium, la coréine, la farine de son, les spé-cialités pharmaceutiques à base de bile suffisent, de préférence on s'adressera à ceux-là. L'inconvénient est que souvent ils ne suffisent pas.

De la psychothérapie, soit ; calmons les appréhensions du malade, affirmons-lui que ses craintes d'obstruction sont vaines, que parfois il atteindra son but à l'aide d'efforts moins violents. recommandons-lui de lire son journal pour détourner son attention de l'accomplisse-ment de l'acte réflexe, mais, cela fait, de grâce ne croyons pas que la purgation constitue un danger social, ou du moins sachons qu'elle ne deviendra telle qu'en cas d'erreur de diagnostic.

Il en est bien entendu toutefois qu'elle n'aura droit de cité qu'en cas d'échec du traitement diététique. Celui-ci bien appliqué a une effica-cité plus régulière que la psychothérapie, laquelle convient surtout aux anxieux et aux obsédés. Des moyens mécaniques aideront au résultat. Les ptosiques porteront une ceinture abdominale. Des mouvements de gymnastique où le ventre s'étend par le renversement du tronc en arrière seront exécutés journellement. Mais rien ne vaut la supériorité du régime alimentaire.

Commençons donc par dégager les menus de la table. De nombreux aliments n'y devront pas trouver place ou du moins n'y siègeront que par exception et à un rang des plus modestes. Joignons qu'au hasard des maladies en jeu, le traitement diététique sera différent. En sorte qu'après la liste des aliments interdits ou recommandés, nous aurons les variétés de régimes opposés à chaque sorte de constipation.

I. Diététique générale. — *Aliments à éviter*. — Les œufs et la viande sont de ceux-là. Ils ont une action chimique et mécanique très faible sur le péristaltisme. Et puis chez les dyspeptiques très aisément ils produisent de l'hyperchlorhydrie, nouvelle cause pour entraver les fonctions.

Le *lait* n'irrite pas l'estomac, mais pris en quantité abondante, il di-minue d'autant le chiffre d'aliments solides — et partant l'excitation normale de l'intestin, d'où constipation habituelle. Mieux vaut le lait caillé qui doit à l'acide lactique qu'il contient une certaine action stimulante. Les cultures de bacille bulgare agissent dans le même sens. Mais que de produits industriels altérés et inactifs sont livrés sous cette rubrique ! Le babeurre, le kéfir n° 1, les fromages frais sont dérivés du lait et doués d'une légère action laxative.

Les aliments renfermant du tannin doivent être évités, ainsi les *vins rouges de Bordeaux, le thé.* (Se rappeler, pour le thé, que le thé de Chine renferme moins de tannin que le thé de l'Inde pu de Ceylan et qu'une infusion prolongée vingt minutes en contient une quantité double de celle qui est arrêtée au bout de cinq minutes.) L'addition de crème ou de lait diminue l'action constipante, Le *cacao* et le *café* obéissent à la même règle que le thé.

Aliments à recommander. — Les aliments utiles doivent être consommés en certaine quantité ; chez les nerveux, en effet, l'insuffisance alimentaire est souvent un facteur de constipation. De plus mastiquons avec soin ; sinon il se produira de la dypspepsie et de l'entérospasme. Un bon dentier sera le meilleur remède contre certaines constipations, celles qui reconnaissent pour cause une trituration alimentaire insuffisante.

Les aliments devront renfermer de fortes proportions de cellulose, laquelle provoque la stimulation mécanique de l'intestin. Le sucre, les acides organiques et leurs sels, la graisse neutre, les acides gras, les savons et la glycérine, ces derniers provenant de la décomposition de la graisse, agissent comme la cellulose.

Le *pain complet* qui n'est point séparé du son est excellent. Le son, en effet, renferme 18 % de cellulose ; le germe ne dépasse pas 1,8 % et l'endosperme 0,7 %. En sorte que le pain blanc qui n'est pétri qu'avec l'endosperme vaut beaucoup moins. Ici toutefois une remarque. Le pain complet doit être digéré. Les dyspeptiques n'en useront qu'avec modération, sinon les troubles stomacaux que le pain produit si aisément augmenteront la constipation. Et l'effet sera obtenu inverse de celui qu'on recherchait. Une cuillerée à soupe de *farine de son* après les repas dans de la marmelade de pruneaux réussit souvent.

La *farine d'avoine* renferme le double de cellulose que la farine complète de froment ; c'est pourquoi elle convient si bien dans la constipation des nourrissons. Ajoutons pour ces derniers la nécessité des repas à heures régulières et aussi la surveillance des quantités voulues. L'adjonction d'une cuillerée à café de crème ou de lactose pour 100 ou 115 grammes de lait de vache pur assure la guérison habituelle. On peut remplacer la lactose, si celle-ci échoue, par l'extrait de Malt (une 1/2 à 1 cuillerée à café par biberon 3 à 4 fois par jour) ou le sirop de de manne (1 cuillerée à café).

Dans les *légumes*, se rangeront ceux qui, à côté de la cellulose, sont en plus riches en sels alcalins : ainsi les épinards, les choux, les asperges, les oignons, les carottes, les raves, les navets, les artichauts, les tomates, le cresson, la laitue.

Les *fruits* sont laxatifs par la présence du sucre et des acides organiques, bien plus que par la valeur de la cellulose, laquelle existe en quantité assez faible : ainsi les oranges, les melons, les figues sèches, les raisins, secs les pruneaux, les dattes, les prunes, les reine-claudes, les pêches, les framboises, les groseilles, les fraises, les poires, les pommes, les raisins, les noix, les olives. Les bananes sont de peu de secours. Elles sont pauvres à la fois en cellulose, en acides organiques et en sucre. Les coings, les nèfles, et les mytilles renferment du tannin et constipent.

Les marmelades et confitures ajoutent l'action excitante du sucre à celle des acides organiques. Elles trouveront place journalière dans les menus.

Le miel et la mélasse, bien que ne renfermant pas de cellulose, ont une action laxative manifeste.

Ici encore, que de réserves ! Tous ces fruits, ces légumes n'opéreront leur effet qu'à la condition d'être bien tolérés par l'estomac. Sinon la dyspepsie s'installant, une action constipante sera plutôt produite.

Le *beurre*, la *crème*, le *lard*, la *mayonnaise* répondent à des recommandations de même ordre. Entre ces divers produits, rappelons-nous que le beurre frais non cuit est supporté le plus aisément. L'huile de foie de morue, l'huile d'olives ,par cuillerées avant les repas sont également recommandables chez les sujets qui digèrent bien.

L'*eau froide* réussit fréquemment, elle agit mieux sur le péristaltisme intestinal que l'eau chaude : un grand verre au lever et au coucher.

L'alcool demeure neutre. La *bière*, le *cidre*, la *limonade* favorisent plutôt les fonctions.

En manière générale, le menu d'un constipé, partant de ces données premières, pourra être organisé suivant le type que nous proposons.

Menu d'un constipé

A jeun : un verre d'eau froide, un fruit, pomme, raisin, figue.

Une demi-heure après, premier déjeuner : café au lait. Pain complet 30 grammes. 10 grammes de beurre.

Avant le repas de midi : un fruit.

A midi : olives et radis. Viandes grillées, rôties. Pommes de terre. Légumes verts crus. Salades. Pudding à l'avoine, 60 grammes de pain complet. Marmelade de pommes.

Avant le dîner : un fruit.

A dîner : potage aux légumes. Légumes verts, salades, pruneaux cuits, 60 grammes de pain complet. Cidre doux ou vin mêlé d'eau aux repas.

Au coucher : un verre d'eau froide.

II. Diététique spéciale. — Certaines maladies où règne la constipation, apporteront quelques modifications au régime.

L'*ulcère de l'estomac* avec le régime lacté qui lui est indispensable est suivi d'une difficulté habituelle. L'huile d'olives qui agit contre la douleur et modère la sécrétion du suc gastrique combat également la constipation : une cuillerée à bouche deux à quatre fois par jour au moment des prises de lait. Ajoutons les hautes doses de bismuth (10 grammes de sous-nitrate, Codex 1884 : celui du Codex de 1908 est trop acide) qui a souvent pour effet de régulariser les fonctions.

Dans l'*entérocolite muco-membraneuse*, la suppression du lait, des œufs, de la viande, calmera les douleurs, mais la constipation ne s'installera pas moins.

Des lavements d'huile d'olives chaude (60 à 150 grammes), le soir, à l'aide d'une sonde rectale introduite à 25 centimètres) et gardés la nuit, à l'intérieur, l'emploi des *graines de psyllium*, de la coréine, des huiles de paraffine (2 cuillerées à soupe par jour dans un demi-verre d'eau au moment des repas), de temps à autre l'huile de ricin, une cuillerée à café ou à dessert à jeun, sont les médications les plus usuelles.

Lors du paroxysme douloureux, les sujets feront bien de réduire encore l'apport alimentaire et de ne se permettre que des potages légers (tapioca, arrow-root) préparés au bouillon de légumes.

Les *dyspeptiques* éviteront les crudités, les graisses autres que le beurre frais, certains légumes particulièrement indigestes tels que les choux, les mastiqueront avec soin, boiront peu aux repas et useront du pain avec la plus grande modération.

Les *obèses* devront supprimer les graisses, remplacées par des quantités abondantes de légumes. Les *diabétiques* consommeront graisses et légumes verts. Les fruits autorisés aux obèses seront plutôt interdits aux diabétiques. Le pain, fût-il complet, ne vaut rien ni aux uns ni aux autres.

Toutes ces différences sont signalées dans les traitements particuliers de chacune de ces maladies. Le lecteur les connaît et il est inutile d'insister.

IX

LES DIARRHÉIQUES

Comme pour les constipés, les diarrhéiques réclament une diététique générale à tous et particulière à chacune des variétés.

I. Diététique générale. — La mastication des aliments sera soigneuse et les plats ingérés lentement.

La suralimentation, si elle est pratiquée, devra être suspendue et le régime se composera de mets non irritants qui laissent peu de résidus digestifs : le kéfir n° 3 (le plus chargé en acide lactique), la viande tendre et non grasse, surtout la viande crue, les pâtes alimentaires. Les légumes sont réduits de nombre, surtout les légumes verts, riches en cellulose qui combattent la constipation. Les fruits, laxatifs par la présence du sucre et d'acides organiques, seront interdits. Ni jaunes d'œuf, ni lait.

Par contre on recommandera les céréales — riz et froment — sous forme de bouillons et de puddings. Nous avons vu, lors du traitement de la constipation, que le pain blanc renferme peu de cellulose ; il sera donc préférable dans la diarrhée au pain complet qui contient une quantité de cellulose cinq fois plus considérable.

Le thé, le café, le cacao, le vin rouge de Bordeaux, toutes boissons qui offrent du tannin, certains fruits : myrtilles, coings, nèfles, en marmelade ou en gelée, également riches en tannin, trouveront un emploi journalier dans les menus. Les décoctions de *racine de fraisier* (1 gr. 50 au lever et aux coucher), d'*écorces de simarouba* (même dose) seront des tisanes dont l'action thérapeutique se montre assez régulière. L'extrait *fluide de salicaire* (0 gr. 50 aux enfants, 3 grammes aux adultes) possède également une action élective.

Ajoutons l'eau albumineuse, les blancs d'œufs battues dans de l'eau de riz, les œufs à la neige. Et nous aurons l'ensemble des aliments les plus recommandables. Ils nous permettent de régler un menu type.

Menu d'un diarrhéique

(Entérite incomplètement guérie)

Dans les entérites aiguës, le régime hydrique est la meilleure diététique. L'eau albumineuse, les potages à l'eau et aux pâtes seront données les jours suivants. Quelques jours plus tard, le kéfir n° 3 (un verre de 200 grammes toutes les deux heures) réussit dans les formes rebelles. Quand l'alimentation solide sera reprise, l'ordonnance du repas pourra être ainsi réglée.

A 8 *heures du matin* : une tasse de kéfir n° 3 ou de cacao à l'eau (200 grammes).

A midi : volaille rôtie, poisson maigre, maigre de jambon, ou viande crue, 2 à 4 cuillerées de pulpe dans un peu de bouillon ou de la purée de carottes ou de lentilles, ou de la marmelade de myrtilles. Toutefois, la viande crue ou même tendre offre un inconvénient fréquent : favoriser le développement des microbes de la putréfaction et aggraver de ce fait l'irritation de l'intestin. On ne la tolérera qu'avec certaines réserves. Riz, ou nouilles ou macaronis, œufs à la neige. Thé léger comme boisson.

*A*u dessert : un verre à bordeaux de vin de Bordeaux, 50 grammes de pain blanc (croûte).

A 4 *heures* : une tasse de kéfir n° 3.

A 7 *heures* : potage au riz, pâtes, gâteaux de semoule. Boisson et pain comme à midi.

Dans les formes où persistentdes phénomènes d'intoxication générale, mieux vaut se borner à un régime exclusivement hydrocarboné.

Menu d'un diarrhéique

Avec phénomènes d'intoxication

A 8 *heures du matin*. — Soupe aux pâtes. Riz à l'eau. Pain grillé.

Beurre. Une tasse de tisane de camomille ou de verveine ou de tilleul.

A midi et le soir. — Plat de pâtes ou riz à l'anglaise ou pomme de terre ou four ou en purée. Eviter les haricots blancs, flageolets, lentilles, pois cassés.

Gâteau de riz, tapioca, semoule, sans œuf.

Petit suisse. Beurre frais. Gelée de coings, de myrthilles, de nèfles, pain grillé.

Infusions de camomilles ou autres.

Eviter les choux, oseille, tomates, champignons, oignons.

II. Diététique spéciale. — Elle a trait à des diarrhées infectieuses, toxiques, mécaniques, psychiques.

1° *Diarrhées infectieuses des nourrissons.* — On connaît les dangers du lait : ce qu'il faut, c'est la diète hydrique ou le bouillon de légumes pendant vingt-quatre à quarante-huit heures, puis prescription du babeurre et ensuite la reprise du lait, reprise prudente avec 1 à 3 cuillerées à soupe mêlée de 3/4 d'eau le premier jour, alternées avec du bouillon de légumes, toutes les deux ou trois heures, puis avec une bouillie aux farines alimentaires, préparée au bouillon de légumes. On peut encore, suivant la méthode de Trousseau, ordonner de la viande crue : 5 grammes à 100 grammes par jour, pulpée, délayée dans du bouillon ou mélangée à la confiture.

Elle réussit dans les diarrhées subaiguës et chroniques du second âge.

D'abord mal tolérée, elle augmente la fétidité des gardes-robes ; mais au bout de deux à trois jours, la digestion s'établit et les selles deviennent moulées.

Au lieu de diarrhée vraie, il peut s'agir de *fausse diarrhée* (Marfan). La chose se produit chez les enfants nourris au lait de vache. La réaction des selles est alcaline et la bilirubine n'existe qu'à l'état de traces. Les selles sont grisâtres, liquides, très fétides. Il n'y a pas de fièvre et l'état général reste bon. Il faut mêler au lait ,un mucilage de graines de lin et ordonner de petites quantités de *sulfate de soude*. Cela guérit très vite.

L'*entérite aiguë* des adultes réclame également le régime hydrique, puis le kéfir n° 3, les potages aux farines alimentaires et au bouillon de légumes.

Se méfier des *fausses diarrhées* qui excitent comme chez le nourrisson et font suite à des constipations prolongées pendant plusieurs jours.

Ici encore le *sulfate de soude* est d'un grand secours.

Les *vaccins* par voie buccale peuvent être employés. Mais leur action est lente. Mieux vaut le *bactério coliphage*. Une ampoule au lever et à 4 heures, dans un peu d'eau. Mais ce sont des complications de traitements le plus souvent inutiles.

Les *dysenteries* s'accommoderont du thé léger, de l'eau de riz, du bouillon de légumes. Dans la *diarrhée des pays chauds*, le lait caillé, où une partie de la lactose a été transformée en acide lactique, réussira, à défaut de kéfir. Dans le choléra, le régime hydrique, le thé léger, constituent l'unique alimentation.

La *diarrhée des tuberculeux* réclame, avant tout, la suppression de la suralimentation, quand celle-ci a été pratiquée. L'alimentation se composera de pâtes, purées, de kéfir n° 3, de confitures, de myrtilles, de coings.

Le kéfir sera ordonné aux doses de un grand verre au premier déjeuner et à 4 heures. Aux repas, eau de riz comme boisson. Un plat de pâtes, de purée de pommes de terre. Confitures de coings, de myrtilles, ou œufs à la neige. 40 grammes de pain blanc aux repas.

Toute diarrhée qui dure chez un adulte, surtout à partir de la cinquantaine, doit être renue pour suspecte. S'il s'agissait d'un *cancer* ? Surtout depuis la guerre, la maladie s'est répandue. Une diarrhée coloniale avait commencé, un cancer a fait suite. La radiographie, la rectoscopie, le toucher rectal sont indispensables. L'opération précoce sauvera bien des malades.

La *diarrhée dans la fièvre typhoïde* exige la modération dans l'emploi du lait : pas plus de 1 litre dans les vingt-quatre heures et mêlé d'une grande quantité d'eau (au moins 1 litre d'eau). De trop grandes quantités de lait exagèrent les symptômes abdominaux, favorisent le ballonnement, semblent prédisposer aux perforations intestinales. Du bouillon de poulet dégraissé et léger, du bouillon de légumes seront ordonnés aux doses de 1/2 litre par jour. Le régime hydrique prolongé deux à trois jours est la meilleure manière de combattre les diarrhées profuses et fétides.

3° Les *diarrhées toxiques* ont leur type dans un flux intestinal qui suit *une indigestion* : le régime hydrique sera constitué. S'il existe un *état dyspeptique* concomittant, ce dernier sera traité par le régime approprié. Les *diarrhées des goutteux* s'accommoderont du thé léger, des farineux, des pâtes. Le lait pur sera mieux toléré associé aux potages et aux farines qu'administré pur. C'est, du reste, là une règle générale. Si parfois le lait pur exagère la diarrhée, il perd cette propriété lorsqu'on l'incorpore dans un plat où entrent des féculents.

La *diarrgée des obèses* ne tient souvent qu'à la suralimentation ; elle n'est toxique que si un élément goutteux ou rénal s'y superpose. Le régime sera institué en conséquence.

La *diarrhée des affections rénales* s'accommode, en général, mal du lait. Il est souvent mal supporté, occasionne des renvois ,des coliques. Deux à quatre jours de régime hydrique [1 litre] seront institués à l'origine, puis l'on prescrira du kéfir n° 3, quelques pâtes alimentaires.

Les *bouillons lactiques* (la moitié d'un tube avant les repas du matin. et du soir) rendent service. Toutefois on ne s'osbtinera pas ; une légère diarrhée est souvent une soupape de sûreté. Avant tout, par le régime hydrique du premier jour, associé, en cas de galop cardiaque, à de faibles doses de digitaline, le médecin tâchera de rouvrir le filtre rénal obstrué.

Rien à dire sur les *diarrhées du goitre exophtalmique*, sinon qu'elles s'accommodesnt de la diététique générale et qu'il suffit du traitement causal (faradisation du goitre) pour améliorer en quelques jours des diarrhées qui duraient depuis des mois.

3° Les *diarrhées mécaniques* exigent la suppression de la cause. Il en est qui font suite à la *constipation* ; des matières dures sont mêlées aux selles. Ce sont les plus aisées à guérir. On traite la constipation. Pour les *pyléphlébites*, les *cirrhoses du foie*, les *tumeurs abdominales*, il y a plus de particularités à signaler. C'est la diététique générale dont nous avons parlé.

Il n'en va pas de même des *diarrhées cardiaques*. Le régime de réduction hydrique, puis hydro-lacté (pas plus de 1 litre 1 /2 par jour) associé à la digitaline et au repos au lit fait ses preuves journalières.

4° Les *diarrhées psychiques*, celles que redoutent les malades à l'occasion d'un dîner en ville ou de l'ingestion d'un plat déterminé — ont avant tout besoin d'un traitement moral — tous les plats passeront si le sujet ne craint pas d'en être incommodé. C'est l'affirmation de leur innocuité de la part d'un médecin qui règlera la facilité de leur assimilation.

Seulement, que ce diagnostic de diarrhée psychique ne soit pas porté à la légère et que tous les appareils soient soigneusement vérifiés — le rectum et le rein surtout — avant que le médecin s'arrête sur ce dernier diagnostic, négatif en quelque sorte.

X

LES CARDIAQUES

A l'occasion du régime de *réduction des liquides, du régime hydrique du régime lacté*, nous a on sparlé les cardiaques. Nous les avons pris au moment où le cœur fléchissait (asystoliques). Incidemment, nous avons croisé les cardiaques compensés, les rénaux, les obèses. Ce sont ces quatre groupes de malades que nous allons reprendre en y joignant les angineux et en ramassant en quelques pages un certain nombre de données éparses au cours du volume. Nous aurons donc à transcrire.

1° Le régime des asystoliques auquel nous joindrons le régime de l'angineux ;

2° Le régime des valvulaires compensés ;

3° Le régime des cardiaques rénaux ;

4° Le régime des cardiaques obèses.

I. RÉGIME DES ASYSTOLIQUES. — Un malade, atteint d'une insuffisance du cœur droit avec dilatation cardiaque, distension des jugulaires ,œdèmes, dyspnée continue, légère cyanose, a avant tout besoin d'une diététique qui *soulage le travail du cœur*. La même règle s'applique aux sujets atteints d'une insuffisance du cœur gauche (tachycardie, dyspnée, douleurs angineuses, souffle systolique fonctionnel mitral, œdème aigu du poumon, etc.). Il faut réduire l'effort cardiaque. Or, comment soulager ce travail du cœur, si ce n'est en supprimant toute cause de distension provenant de grandes ingestions liquides et en donnant peu à boire ? Plus tard, quand le cœur ne sera plus distendu, quand il aura retrouvé son volume primitif, alors seulement nous seront autorisés à augmenter les quantités de liquides. Disons-nous toutefois qu'une grande prudence devra toujours en régler l'emploi. Trop de liquide empêche le cœur de se remettre et plus tard l'expose à des rechutes.

RÉDUCTION DES LIQUIDES. — La réduction des liquides sert de base à la cure de KARREL et à celle que nous avons instituée avec HUCHARD.

Aujourd'hui nous n'usons plus que de la méthode que nous avons exposée plus haut. Elle diffère de la cure de Karrel en ce que le lait n'est pas ordonné pur les premiers jours et que la quantité de liquide est progressivement augmentée. Les malades se sentent faibles, c'est entendu, mais puisqu'ils ne bougent pas du lit, l'inconvénient est minime. Et puis on peut donner aux fatigués une piqûre d'huile camphrée ou éthéro-camphrée (1 centimètre cube).

Rappelons la technique :

400 grammes de lait et d'eau mêlé par verres à Bordeaux toutes les heures, les 3 ou 4 premiers jours.

Les jours suivants 600 grammes de lait et 400 grammes d'eau, 800 grammes de lait et 400 grammes d'eau, 1.000 grammes de lait et 400 grammes d'eau, 1.200 grammes de lait et 300 grammes d'eau.

Si la diurèse ne s'effectue pas, prolonger un à deux jours le régime des 400 grammes de lait et 400 grammes d'eau.

En cas de constipation, lavement ou laxatif léger.

Vers le deuxième ou troisième jour, se produit d'ordinaire une crise urinaire avec la décharge chlorurée. Si la crise se fait attendre, le pronostic est d'autant plus grave que ce retard est plus reculé.

Le régime de réduction est le traitement de choix de la dilatation cardiaque avec œdèmes, des défaillances du cœur gauche avec crises angineuses et œdème aigu du poumon. On l'associera au traitement digitalique. Au bout de dix jours, le régime hypochloruré à hydrates de carbone sera institué, la quantité de boisson ne dépassant jamais 1.200 grammes dans les vingt-quatre heures.

Nous savons que la réduction des liquides a pour effet de tonifier indirectement le myocarde et de décongestionner le rein. Elle produit de véritables résurrections comme nous l'avons dit.

Au bout de dix à douze jours, le malade sera soumis au système des petits repas toutes les trois heures qui convient également à tous les *angineux*.

Menu d'un cardiaque asystolique au bout de 10 jours ou menu d'un angineux

A 8 heures et 5 heures. — 200 grammes de café ou cacao ou lait, 20 grammes de pain.

A 11 heures et 2 heures. — Pâtes alimentaires ou purées de légumes ou salades cuites, 40 grammes de pain, ou fruits cuits, marmelade de fruits, 3 à 4 cuillerées à soupe. Un verre à bordeaux d'eau chaude ou de vin vieux.

A 5 heures. — Cacao ou café au lait.

A 8 heures. — Un potage maigre au lait et aux pâtes. Au bout de quinze jours, à 11 heures 2 œufs brouillés ou à la coque ou 50 grammes de poisson bouilli ou maigre de jambon ou blanc de volaille. Augmenter peu à peu les rations. Au bout d'un mois revenir à 3 ou 4 repas par jour.

II. Régime des valvulaires compensés. — On doit distinguer deux types de valvulaires compensés : ceux qui n'ont jamais présenté d'insuffisance cardiaque et ceux qui ont déjà souffert à une ou plusieurs reprises, de troubles asystoliques. Aux seconds, un régime spécial est nécessaire ; les premiers sont beaucoup moins esclaves : ils surveilleront leur alimentation, ne boiront pas de liquides en excès, éviteront tout surmenage physique. En général, ils peuvent manger de tout, à condition d'éviter l'excès. Pour les cardiaques dont le cœur a déjà fléchi, plusieurs principes guideront le praticien : *ne tolérer que peu de viande*, qui congestionne le foie, à titre d'agent toxique peut irriter les reins et fatigue le myocarde à distance par excitation trop vive de la paroi stomacale, *diminuer le sel* qui, à lui seul, à fortes doses, peut déclancher une asystolie (pas plus de 6 à 8 grammes par jour) ; *peu manger au repas du soir, ne pas marcher tout de suite après les repas.* Un repos d'une demi-heure au moins est nécessaire.

On peut donner, après le système des petits repas, deux plats à midi et le soir, composés de laitages, d'œufs de légumes, de farines, de pâtes alimentaires, de fruits cuits, de pain (100 à 150 grammes par jour) et et un peu de viande rôtie (50 grammes), au repas de midi seulement, 100 à 150 grammes de vin vieux. Pas de gibier, de conserves, de viandes en abondance, d'épices et de fromages forts, peu de vin, pas d'alcool. Les cardiaques dont le cœur n'a jamais fléchi pourront toutefois consommer un peu de tout, mais sans excès.

Jamais plus de 1 litre 1/4 de liquide dans les vingt-quatre heures. Cette quantité ne sera dépassée que par exception. Tous les mois, une pesée rendra compte de l'état de compensation cardiaque. L'insuffisance des cavités droites est en effet constamment précédée par un œdème viscéral, que seule la balance permet de découvrir. Une augmentation rapide de poids impose un traitement préventif de l'asystolie : repos à la chambre, restriction de l'alimentation liquide, cure digitalique associée à la théobromine.

Est-il nécessaire de condamner le malade au régime déchloruré? Ce régime absolu ne doit jamais être continué trop longtemps. Il peut faciliter la résorption des œdèmes, c'est inconstestable ; mais son emploi prolongé est plus nuisible qu'utile. Le chlorure de sodium doit entrer dans l'alimentation, mais en petite quantité.

La suppression complète de sel sera très avantageusement remplacée par le *régime hypochloruré*. Le malade disposera de 5 à 6 grammes de sel, dont il usera à volonté pour saler l'alimentation d'une journée.

III. Régime des cardiaques rénaux. — Les cardiaques rénaux comprennent la majorité des affections classées sous la rubrique : *artério-sclériose*. Dans l'artério-sclérose, il s'agit d'une confusion nosologique. Cette rubrique univoque comprend à la fois des néphrites interstitielles ou des syphilis du cœur et de l'aorte, ou encore des myocardites ou simplement les faits d'un épaississement des parois artérielles sans lésions viscérales.

Le régime sera surtout lacto-végétarien, la quantité de viandes autorisée étant déterminée comme nous l'avons vu, par le degré d'azotémie ; aux environs de 1 gramme d'urée sanguine, pas de viandes à midi plus de deux fois par semaines ; au-dessus de ce chiffre, régime lacto-végétarien pendant un mois. Diminution de la quantité de sels. Au bout de un mois, nouveau dosage de l'urée sanguine.

Quand le myocarde fléchira, repos au lit et régime de réduction.

Digitaline et théobromine, prescrites aussitôt qu'il y aura galop cardiaque ; à l'origine les deux remèdes pourront être alternés (soit V gouttes de digitaline 6 jours et les 3 jours suivants, 2 cachets de théobromine à 50 centigrammes).

IV. RÉGIME DES CARDIOPATHIES OBÈSES. — Chez les cardiopathes obèses, il est toujours indiqué d'agir à la fois sur l'obésité et sur le cœur. On a recommandé de mettre ces malades au régime hypochloruré ; cela ne suffit pas. Il faut réduire le sel, mais cette réduction (4 à 5 grammes), ne compte que comme adjuvant de second ordre.

Le régime le meilleur sera celui que nous avons indiqué plus haut. Il s'appuie à la fois sur la réduction des liquides et sur le choix des aliments, et nous a valu de nombreux succès.

Menu d'un cardiaque obèse

A 8 heures du matin (à volonté) : deux œufs à la coque : 10 grammes de pain, une tasse de thé chaud sans sucre ou un verre d'eau chaude (le thé offre l'inconvénient de constiper).

A midi : viandes froides ou viandes rôties, grillées, sans sauces (60 grammes à 100 grammes) ; légumes verts à volonté (cuits à l'eau avec un peu de beurre et peu de sel ; 30 grammes de pain ; une tasse de thé chaud sans sucre.

A 4 heures : une tasse de thé léger sans sucre.

A 7 heures du soir : viande froide 40 à 50 grammes ; légumes verts à volonté ; salade sans assaisonnement, sauf le sel ; 30 grammes de pain.

Promenade, pendant une demi-heure vers trois heures de l'après-midi.

Pilules d'aloès pour combattre la constipation.

Ce régime comprend environ 150 à 200 grammes de viandes, 1 litre de thé ou d'eau chaude et du pain évalué à 80 grammes par jour. Il assure un amaigrissement rapide d'environ 4 kilogrammes par mois. Surtout les premiers jours, l'amaigrissement est considérable ; le

malade perd l'eau contenue dans les mailles du tissu graisseux,
500 grammes à 1 kilogramme sont les déperditions quotidiennes des
premiers jours ; ce chiffre tombe à 100 et 150 grammes par la suite.
L'adjonction de théobromine favorise l'élimination des liquides chlo-
rurés extravasés ; on continue le remède un mois et le régime sera
poursuivi de un à plusieurs mois jusqu'à disparition complète des
accidents.

INDEX ALPHAHÉTIQUE

Dix Régimes Spéciaux

Dix Régimes Généraux

Saint-Amand (Cher). — Imprimerie R. BUSSIÈRE. — 26-6-1930

Éditions Médicales Norbert MALOINE, 27, rue de l'École-de-Médecine, Paris

COMMENT GUÉRIR

Publiée sous la direction de M. le D' Ch. FIESSINGER